U0121271

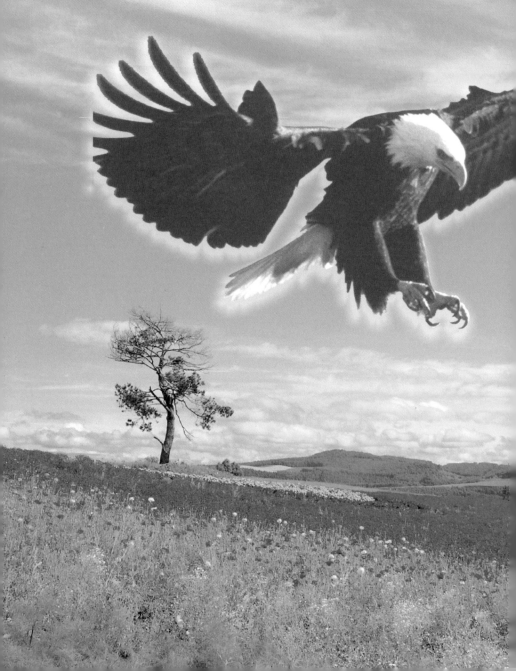

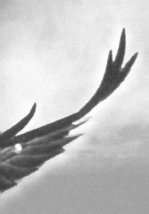

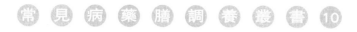
常見病藥膳調養叢書 10

肥胖症
四季飲食

周文泉
崔玉琴　叢書主編

李　偉
劉蘭英　本書主編

品冠文化出版社

國家圖書館出版品預行編目資料

肥胖症四季飲食 / 李偉、劉蘭英 主編
－初版－臺北市：品冠文化 ，2004【民93】
　　　面 ； 21 公分 － （ 常見病藥膳調養叢書；10 ）
　　ISBN 957- 468-301-X （平裝）
1.肥胖病　2.食物治療　3.藥膳
415.506　　　　　　　　　　　　93004583

遼寧科學技術出版社授權中文繁體字版

常見病藥膳調養叢書⑩

肥胖症四季飲食

ISBN 957-468-301-X

叢書主編 / 周文泉、崔玉琴
本書主編 / 李　偉、劉蘭英
責任編輯 / 壽亞荷
發 行 人 / 蔡孟甫
出 版 者 / 品冠文化出版社
社　　　址 / 台北市北投區（石牌）致遠一路 2 段 12 巷 1 號
電　　　話 / （02）28233123・28236031・28236033
傳　　　真 / （02）28272069
郵政劃撥 / 19346241
網　　　址 / www.dah-jaan.com.tw
E－mail / service@dah-jaan.com.tw
登 記 證 / 北市建一字第227242
承 印 者 / 暉峰彩色印刷有限公司
裝　　　訂 / 協億印製廠股份有限公司
排 版 者 / 順基國際有限公司
初版 1 刷 / 2004 年（民 93 年）6 月

定價 / 200 元

●本書若有破損、缺頁敬請寄回本社更換●

叢書主編	周文泉	崔玉琴
叢書副主編	張　文	王玉琢
	楊　波	張　宏
	張存悌	劉　偉
	李　潔	崔彩虹
本書主編	李　偉	劉蘭英
本書副主編	韓省華	李建偉
本書編委	魯　焰	王耀獻
	謝春娥	駱瑞珍
	阮彩霞	
攝　　影	祝　銳	林　玉
	蘇　涵	王　文
製　　作	王文萍	范　穎
	李　斌	劉立克

前　言

　　食療是在中醫理論指導下經過千百年實踐形成的獨特的理論體系，被歷代醫家所推崇，爲歷代百姓所應用。在科學技術高度發達的今天，人們仍喜歡用食療來調整人體陰陽平衡，補充營養物質，達到防病治病的目的。因爲我國一年四季氣候變化較大，中醫學認爲，乾燥的氣候容易傷腎，偏熱偏寒的氣候容易傷心肺，多風的氣候容易傷肝，寒濕的氣候易傷脾胃，所以應根據氣候變化特點，擇時進行補益。但是，如何做到合理安排病人飲食，怎樣用藥食兩用的物品做成藥膳，則是擺在人們面前的難題。爲了滿足廣大讀者的願望，我們組織這方面的專家，編寫了「常見病藥膳調養叢書」。

　　這套叢書包括《脂肪肝四季飲食》、《高血壓四季飲食》、《慢性腎炎四季飲食》、《高脂血症四季飲食》、《慢性胃炎四季飲食》、《糖尿病四季飲食》、《癌症四季飲食》、《痛風四季飲食》、《肝炎四季飲食》、《肥胖症四季飲食》、《膽囊炎‧膽石症四季飲食》11個分冊。均由臨床經驗豐富的藥膳專家編寫、製作。這11種書不僅介紹了疾病的防治常識和四季飲食膳方。還詳細介紹了每款膳食的原料、製作方法、食用方法以及功效主治，並逐一用彩色圖片表示。從而突出了可操作性和有效性，可使讀者能够準確地使用補益類中藥，正確地製作防病膳食，安全地擇時應用，有利於強身保健。

　　人人需要健康，人人渴望健康，實現人人健康，重要的是要從自己做起，要養成健康的習慣，調整心態，平衡飲食，加強鍛鍊。願本書能爲您的健康提供幫助，成爲您生活中的朋友。

編著者

目　録

一、認識肥胖症

二、肥胖症的危害

三、肥胖症與飲食的關係

四、肥胖症的預防

五、防治肥胖症的常用藥物

六、防治肥胖的常用食物

七、肥胖症四季飲食

春季飲食

夏季飲食

（一） 認識肥胖症

1 什麼是肥胖症

　　肥胖是指人體內脂肪堆積過多，顯著超過一般人的平均量，也就是說，只有超過標準體重的一定量才能叫肥胖。一般超過標準體重的10%，稱爲過重，超過20%稱爲肥胖。另外，應把肥胖者與肌肉發達或水腫病人的體重增加嚴格區分開來。

　　標準體重(千克)= 身高(公分)-105(或 100)

　　註：男性身高165公分以上減105，無論女性還是男性，身高在165公分以下者均減100。

2 導致肥胖症的常見原因有哪些

　　引起肥胖症的原因很多，一般認爲，主要有以下幾種：

　　●**遺傳與環境因素**：相當多的肥胖者有一定的家庭傾向，父母肥胖者，子女及兄弟姐妹之中肥胖者亦較多，大約占 1/3 左右，且均與父母的肥胖有關。飲食過多，活動較少的環境也易使人肥胖。

　　●**物質代謝與内分泌功能的改變**：肥胖的物質代謝異常，主要是碳水化合物的代謝、脂肪代謝的異常；内分泌功能的改變，主要是胰島素、腎上腺皮質激素、生長激素等代謝的異常。

　　●**能量攝入過多，消耗減少**：主要表現在食慾亢進、活動減少及攝入與排出的不平衡。

　　●**脂肪細胞數目的增多與肥大**：年齡的增長與脂肪堆積的程度有關，很多人小時候即是肥胖之人，成年後仍肥胖，可見體內脂肪細胞數目明顯增多；而緩慢持續肥胖的人，既有脂肪細胞的

肥大，也有脂肪細胞的增多。一個肥胖人的全身脂肪細胞可比正常人脂肪細胞增加 3 倍以上。

●**神經精神因素**：表現為對某種食物的強烈食慾，以及人們透過視覺、嗅覺和人為吞食比賽刺激反射引起食慾、食量倍增；某些精神病人則表現為食慾亢進。上述因素都可能因飲食過多而導致肥胖。

●**生活及飲食習慣**：如歐洲人過多地食肉及奶油；遊牧民族大量地食肉；非洲某些國家人們的「蹲肥」；南非一些部落人的多食糖類飲食等，這些生活及飲食習慣都可能導致肥胖。

●**其他因素**：性別不同，年齡的差異，職業的不同，環境因素，吸烟飲酒等，都會誘發肥胖症的發生。

導致肥胖的發生，往往是綜合因素作用的結果。因此，在預防和治療時，大多宜採取綜合性的防治方案，這樣才能達到迅速而穩定減肥的目的。

3 肥胖症的診斷標準是什麼

肥胖症的診斷標準，世界各國不大相同，但總體上都是考慮脂肪組織在人體總重量中所占的比例。現據 1991 年在上海召開的第三屆全國肥胖症研究學術會議所製訂的《單純性肥胖的診斷、療效標準及病歷書寫要求》的內容，摘錄如下：

(1) 病史、體檢和實驗室檢查可除外症狀性肥胖(繼發性肥胖)。

(2) 實測體重超過標準體重的20%以上，脂肪百分率超過30%，體重指數超過 24 以上。

4 肥胖症的種類有哪些

肥胖症有多種不同的分類方法，通常的方法是將其分成單純性肥胖、繼發性肥胖以及藥物引起的肥胖。

●**單純性肥胖**：單純性肥胖是各類肥胖中最常見的一種，約占肥胖人群的95%左右。這類病人全身脂肪分布比較均勻，早期

没有内分泌紊亂現象，也無代謝障礙性疾病，其家族往往有肥胖病史。主要由遺傳或營養過度引起。

●**繼發性肥胖**：繼發性肥胖是由於内分泌紊亂或代謝障礙引起的一類疾病，約占肥胖人群的2%～5%左右。肥胖只是這類患者的重要症狀之一，同時還會有其他各種各樣的臨床表現，多表現在：①皮質醇增多症。②甲狀腺機能減退。③胰島β－細胞瘤。④性機能減退。⑤多囊卵巢綜合徵。⑥顱骨内板增生症等多種疾病。治療時主要治療原發性疾病，運動及控制飲食的方法不宜採用。

●**藥物引起的肥胖**： 有些藥物在治療疾病的同時，還有使患者產生肥胖的副作用。如應用腎上腺皮質激素類藥物(如氫化可的松、強的松等)治療過敏性疾病、風濕病、類風濕性疾病、哮喘病等，也可使患者發胖；治療精神疾病的酚噻嗪類藥物，也能使患者產生性機能障礙及肥胖。這類患者約占肥胖的2%左右。一般情況而言，只要停止使用這些藥物，肥胖情況就可自行改善。由於有些疾病不能及時治癒，因此，有些患者從此成為「頑固性肥胖」，給治療帶來很大難度。

5 肥胖人應做哪些檢查

肥胖應當減肥，但肥胖不求按需要減肥。關鍵在於弄清楚是屬於何種肥胖，故應對一些肥胖病人做一些必要的檢查。

●**測身高、量體重**：是肥胖人減肥治療最基本的檢查。

●**胰島素的檢測**：查空腹及餐後胰島素能識別肥胖病症的特徵。

●**血糖檢測**：空腹血糖、餐後血糖、糖耐量試驗能了解肥胖與糖尿病的關係。

●**血脂全項**：有關血脂的生化檢查，能了解肥胖人是否合併高脂血症及抗動脈粥樣硬化的能力。

●**肝膽B超**：結合甘油三酯的檢查，確診肥胖與脂肪肝的内在關係及是否同時合併有肝膽系統疾病。

●**甲皺微循環**：甲皺微循環檢查有助於判斷患者是否因爲肥胖或高脂血症影響了微循環，增加了以後患心、腦血管病菌的危險性。

●**尿酸檢查**：發現肥胖患者是否存在高尿酸血症，以便及早防治其影響腎功能或發展爲痛風。

●促腎上腺皮質激素，腎上腺皮質激素，甲狀腺素、催乳素等檢查幫助醫生發現柯興氏綜合徵以及垂體腫瘤。

●**生長激素**：生長激素檢查可看出肥胖減肥是否有效。

●**性激素**：性激素檢查可觀察雌、雄激素作用部位與肥胖的關係，並有助於確定減肥方案。

此外，還應注意體溫、脈搏、呼吸、血壓、基礎代謝率的改變。

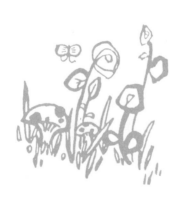

（二） 肥胖症的危害

1 肥胖能減少壽命

　　有人估計，大約有1/3的人是由於超重肥胖而減少了預計壽命。假如腫瘤得到治療，人的平均壽命可延長2年，而肥胖症得到治療，人的壽命則可延長4年。有人對引起人類死亡常見病作了統計，發現這些病在肥胖人和正常體重的人中所引起的死亡率有明顯的差別。如糖尿病、肝硬化、闌尾炎、膽結石等，在肥胖人中的死亡率為正常體重人的2.06～3.83倍，慢性腎炎、腦出血、冠心病、急性事故等，在肥胖人中的死亡率則為正常體重人的1.31～1.91倍。

　　肥胖與許多疾病有着密切的關係，它是健康遭受威脅的一個信號，也是加速人體衰老的重要因素之一。

　　據國外報導，僅單純性肥胖者的平均壽命就比正常體重者明顯縮短。美國科學家科恩研究表明： 45歲以上的男子，當體重超過正常體重的10%時，體重每再超重1磅(1磅=0.454千克)，壽命就要縮短29天。國外有人曾調查過26.3萬人，發現超過正常體重4.5千克的人，死亡率增加8%，體重超過9千克的人，死亡率增加18%，超過13.5千克和22.7千克的人，死亡率分別增加28%和56%。有人對肥胖人的死亡率進行了調查，發現肥胖對人類死亡率的影響是很明顯的。現列表如下。

體重過重對死亡率的影響

超過正常體重的百分比	與正常體重相比較死亡率增加的百分比
10%	10%～15%
20%	20%～25%
30%	40%～45%
40%	70%

2 肥胖對呼吸功能的影響

　　肥胖通氣不足綜合徵，是一種特殊類型的肺心病。其臨床特點為明顯的肥胖、嗜睡、抽搐、紫紺、周期性呼吸、繼發性紅細胞增多、右心室肥大等。很多學者認為其發病機理，是由於肥胖者的胸壁與腹部脂肪過多，呼吸活動受限，肺泡通氣不足所造成的。肥胖者在睡眠中的「鼾聲如雷」，是因為其在熟睡中咽後壁肌肉及舌根阻塞後咽部，氣流通過時摩擦而產生的聲音。這類肥胖者容易出現缺氧現象，而缺氧可影響到全身各臟器的功能。

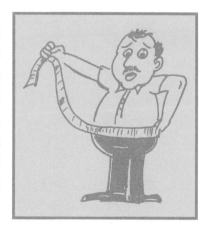

3 肥胖者易患糖尿病

　　肥胖者中糖尿病很常見，所以醫生們遇到肥胖的人常常要給他（她）查查血糖、尿糖。肥胖人中，糖尿病患者為非肥胖人的4倍，而且糖尿病的發生率隨着肥胖的程度而增加。在40歲以上的糖尿病病人中約70%～80%的人在患糖尿病之前就已經肥胖了。有人統計糖尿病在正常人群中的發病率是0.7%，而體重超過正常20%者，糖尿病發病率為2%，如體重超過正常50%，則其發病率可高達10%。肥胖時間長久的，更容易發生糖尿病。患糖尿病同時又伴有肥胖的人，死亡率比那些只有糖尿病而不伴有肥胖的人，可以高出2倍之多。

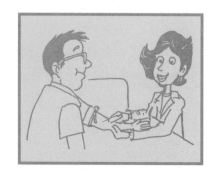

肥胖者脂肪代謝紊亂，易產生高血脂

高脂血症就是血漿膽固醇、甘油三酯、總醇等血漿成分的濃度超過正常標準。肥胖人的脂肪代謝特點是血漿游離脂肪酸濃度升高，膽固醇、甘油三酯、總酯等血脂成分普遍增高，說明肥胖能使脂肪代謝產生紊亂。

 肥胖對血壓的影響

肥胖者患高血壓病的較多，可達肥胖者中22.3%～52%，而且隨着肥胖程度的增加，其高血壓發生率成倍地增加。有人統計，當體重超重在10%以下時，高血壓發生率爲10.3%，超重在10%～20%時，高血壓發生率爲19.1%，幾乎增加了1倍；當超重在30%～50%時，高血壓發生率高達56%，也就是説，一個中度肥胖的人(超重在30%～50%)，其發生高血壓的機會是超重在10%以下的人的5倍之多，是輕度肥胖人的2倍。而在體重低於標準體重的人中，高血壓的發生率僅僅爲5.5%。顯而易見，越是肥胖，高血壓的發生率就越高，冠心病、腦血管意外的發生率也相應增加。

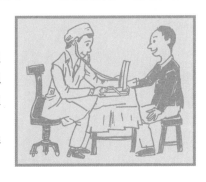

肥胖者在40～49歲期間發生的高血壓可占到同齡人高血壓總數的47.3%，50～59歲期間發生的占28.6%，二者合計達75.9%，即在40～59歲的20年間，肥胖人發生高血壓的機會最多。

肥胖易誘發心腦血管疾病

肥胖對血管系統危害更大。血管系統中心、腦血管最爲重要。肥胖者心、腦血管患病率明顯高於一般正常人，死亡率較不

肥胖的人明顯增高。

　　肥胖者脂肪組織大量沉積於心包膜，影響了心臟的舒張及收縮活動。全身皮下脂肪沉積量增加，爲維持末梢血液供應，心臟排血量增加而加重了心臟負擔。久而久之，可引起心臟肥大、擴大，最終發生心力衰竭等。另外，肥胖人容易引起高脂血症、動脈粥樣硬化、高血壓、血液凝固性增高以及糖尿病等，而這些都是引起冠心病、腦溢血的危險因素。

 肥胖人抵抗力下降，易患各種感染性疾病

　　抵抗力的好壞取決於機體免疫功能的強弱。一個人免疫功能旺盛，抵抗力就好，就不易生病。肥胖人較體重正常的人更容易患感染性疾病。

　　肥胖者機體內的微量元素，如血清鐵、鋅的含量都比體重正常的人低，鐵與免疫活性有密切關係，鐵與鋅的缺乏都會影響免疫功能，當然，免疫功能的降低還會有其他原因，如蛋白質缺乏的營養不良，葉酸、吡哆醇、維生素 A 缺乏等。

 肥胖對妊娠婦女的影響

　　妊娠期的肥胖會對母體造成不良影響。明顯肥胖者，可能導致妊娠併發症增多。一次妊娠發生體重過重，常會導致下次妊娠初期發生肥胖。

　　妊娠初期發生肥胖有產生妊娠毒血症的危險。正常妊娠流產率爲2.1%，而肥胖者達8.7%。正常體重的妊娠婦女，多數可保持正常分娩，而超重者常常難產，用產鉗、剖腹產。

 肥胖對日常生活的影響

　　體內脂肪過多，會使氧氣消耗量增多，肥胖人一般要比正常人的氧氣消耗多30%～40%。過度肥胖，會發生缺氧和二氧化碳

瀦留；表現爲無精打采，昏昏欲睡。此外，肥胖還可能造成行動遲緩，反應緩慢，易遭受各種外傷、車禍等意外。

10 肥胖會帶來其他疾病

肥胖的人會增加外科手術的危險性。除脂肪厚、手術難度大外，由於膈肌運動受限，增加了麻醉的危險。有人統計，肥胖者的闌尾炎及膽石症手術死亡率較體重正常人增加2倍，術後併發症的發生率也高於體重正常的人。

膽囊炎的發病率，男性肥胖者較體重正常人高2倍，比女性高3倍。老年肥胖人患膽囊炎的機會比體重正常人高7倍多。胖人中膽石症的發病率較體重正常人高 3 倍。

中年以上肥胖，各個關節容易較早地發生退化性改變，易發生骨質增生症，如四肢關節、脊柱等處常有骨刺形成，以致經常有腰痛、背痛和關節疼痛等症狀。肥胖會加重已有的骨關節炎、扁平足、下肢靜脈曲張、腹疝和膈疝等疾病，還會合併增生性脊柱炎、髖關節炎、膝關節炎等，肥胖人腎結石、痛風和某些腫瘤的發病率也比正常人體重爲高，子宮內膜癌與肥胖的關係更爲密切。

肥胖還可能引起性功能減退。這是由於性激素過多地輸送、沉積在脂肪組織內所引起的。男性表現爲陽痿，女性會有月經過少、閉經、不孕症等。

此外，肥胖還會引起脂肪肝。這是由於脂肪在肝內沉積浸潤所致。

肥胖對消化系統也有影響，如脂肪在腸系膜上積儲過多，使腸管不能正常蠕動，腸管內食物殘渣難以排出，易發生便秘。

肥胖症的危害是很多的，如不加以重視和採取有效措施，對健康及壽命十分不利。

三 肥胖症與飲食的關係

1 減肥先把住「入口」關

●攝取適當的熱量，適當用餐，不過量飲食。

●膳食結構要合理。採取混合進食法或均衡進食法，不偏食。

●控制脂肪和糖的攝入量。孕婦更應注意，營養過度會導致自身和胎兒肥胖。

2 春季食療原則

春季，《內經》謂之「發陳」之季。陽氣生發，氣溫轉暖，萬物生長。人與自然相應，少陽之氣亦春生。故飲食當固養初生之陽氣。食療藥膳的原則是補肝為主，但又需注意切忌助肝及時令蔬菜。忌過食寒冷、黏滯、肥膩之物，防寒涼太膩滯傷脾而損及初生之陽。食療藥膳多選用豬肝羹，炒羊肝等。

3 初夏食療原則

夏季，驕陽似火，天陽下濟。在人體則陽氣趨於外，腠理疏鬆，汗出較多。故食物應以清心為主，可選用綠豆、豆腐、鴨肉、小麥等清暑熱，益心氣之品。並多食時令蔬菜瓜果，如黃瓜、冬瓜、空心菜、莧菜、梅子、西瓜等。

總之，夏季飲食當以清淡易消化為宜。雖天氣炎熱，也切忌不可過食生冷，免寒涼傷陽，也不宜油膩厚味，防助熱發癰。

4 長夏食療原則

　　長夏乃夏秋之交，氤氳薰蒸，地氣升騰，氣候潮濕，故長夏主濕。濕爲陰邪，易傷陽氣。而濕邪內侵，最易困阻脾陽。因此，食療藥膳應以清熱解署，健脾利濕爲主。飲食宜多吃西瓜、山藥、薏苡仁、蓮子。並可配伍黨參、白朮、茯苓等健脾祛濕之品。忌食油膩辛辣燥熱之品，以防更加助濕生熱。

5 秋季食療原則

　　秋季，氣候蕭條，燥令司天，到處一派乾燥景象。對人體則易傷津耗液，劫損肺陰，出現口鼻、咽喉、皮膚乾燥等症。可見，秋季飲食調理當以滋陰潤燥爲主。因此，《飲膳正要》中有「秋氣燥，宜食麻以潤其燥」之論。即多食柔潤之品，如芝麻、蜂蜜、梨、甘蔗、乳品等。少食辛辣溫燥之物，如辣椒，大蒜等。總之，食療藥膳重在養肺陰、潤肺燥。如民間常用的百合褒豬骨頭湯。

6 冬季食療原則

　　冬季，天寒地凍，萬物收藏，人體需足够的熱能方可維持正常體溫。而寒爲冬之主氣，在臟屬腎。寒爲陰邪，易傷陽氣。腎爲元陽，爲一身陽氣之根本。故冬季食療藥膳重在散寒邪，補腎陽。宜多食羊肉、狗肉、牛肉、鷄肉、胡桃仁、龍眼肉等食物，並可配以鹿茸等補陽之品同用。爲補益元陽，散寒溫中，還應常食溫性的熱粥，如鹿角粥、龍眼粥等。忌食生冷、油膩之物，防陽傷而生寒。總之，不論是體質不虛之常人，還是素體虛弱之患者，均可根據自己的身體狀況，選擇適宜的食物和藥膳。一般前者可專以食補爲主，意在增強體力；後者還應調理氣血陰陽，在食補的基礎上配合相應的藥物，故選擇藥膳更佳。常用的食療藥膳方，如當歸生薑羊肉湯、龍眼鷄湯等。

四 肥胖症的預防

1 提高對肥胖預防的認識

必須糾正認爲胖是福，胖能長壽的錯誤的觀念。要真正認識到肥胖的危害性，懂得嬰兒期、孕期及各個年齡階段預防肥胖的知識。

2 飲食注意清淡

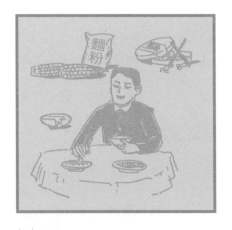

肥胖者中有許多人是營養攝入過多造成的。要想使自己健壯苗條，避免肥胖，就要採取合理的營養與飲食方法，盡量做到定時定量，少食甜食及厚味，多以素食爲常。

平時不要吃零食，特別是含糖多的零食。

3 注意勤運動

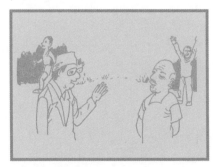

勤運動是預防肥胖的一個好方法，早晨到戶外活動，做操練拳，或散步、跑步、爬山等，都有利於脂肪的代謝消耗，增強體質，長期堅

持，能有效地防止肥胖的發生，從而保證體格強壯，形體優美。

4 生活要有規律

正常情況下，人的生活，無論吃飯、睡眠，工作等都有一定的規律。如一日三餐，一頓不吃就會感到饑餓，一頓飯吃的很多，第二頓飯就不想吃，這就破壞了正常規律。

睡眠也是這樣，晚上 10 點就寢，早上 5 點半起床，習慣以後，到了這個時間人自然會醒，如果晚上上床很晚，早上就會不按時醒來。

爲了預防肥胖，生活上養成良好的規律是很有必要的，如一日三餐，每餐不要吃太飽，就不會有多餘的能量儲備變成脂肪，同時也維持和滿足了機體的生理需要。睡眠過多，熱量消耗少，會造成肥胖，因此，不同年齡的人應安排和調整好自己的睡眠時間，原則上要滿足機體的生理需要，盡量不要多睡。

5 心情保持愉快

興趣廣泛，樂觀愉快，也能對預防肥胖起到一定的作用。這是因爲良好的情緒能使體内各系統的生理功能保持正常運行。反之，一個人孤獨沉默，機體各個系統的生理功能可能會受到影響，代謝減慢，加上運動量少，能量消耗相對少，易造成脂肪堆積。

總之，預防肥胖要從點滴做起，持之以恒。這樣才能有效地防止肥胖的發生，從而減少肥胖帶來的危害，提高人們的健康水準。

五 防治肥胖症的常見藥物

古時肥胖並沒有認爲是病，所以，中草藥中沒有直接説明有減肥功能的記載，但是，在文獻中許多藥物記録有「令人瘦」、「消人脂肉」的作用，這對於減肥而言具有一定的積極意義。現略舉幾種：

1 海 藻

性味歸經：性味鹹寒，歸肝、胃、腎經。

功用主治：消痰軟堅，利水。海藻有降血脂作用，用海藻與苯丙胺製成的合劑是一種食慾抑制劑，能減輕肥胖而不致引起失眠。

2 荷 葉

性味歸經：性味甘澀平，歸肝、脾、胃、心經。

功用主治：清暑利濕、涼血止血。有人曾用乾荷葉每日煎湯代茶飲或煮粥喝，連服 3 個月，體重明顯降低。

3 茶 葉

性味歸經：性味苦寒，歸脾、胃、肝經。

功用主治：清頭目、除煩渴、化痰、消食、利尿。

現代研究證明，茶葉可以降低血清膽固醇濃度和膽固醇與磷脂的比值，能預防高脂血症。茶葉所含的咖啡因有興奮中樞神經作用，使睡眠減少，消耗增加，咖啡因和茶鹼還有利尿和興奮代謝的作用。可見其減肥作用是多種功能綜合作用的結果。我國普

洱茶、烏龍茶減肥效果最佳，素有減肥茶之美譽。

4 生大黃

性味歸經：味苦寒，歸胃、大腸、肝經。

功用主治：瀉下攻積、清熱瀉火、解毒、活血化瘀。有瀉下作用，抗腫瘤作用，以及降壓、降脂、減肥等作用。

一般常用劑量 6～12克，煎水服用，每日1次，連服數月顯效。

注意：凡表證未罷，血虛氣弱，脾胃虛寒，無實熱，積滯、瘀結，以及胎前、產後，均應慎服。

5 虎杖

性味歸經：味苦，性寒，歸肝、膽、肺經。

功用主治：清熱利濕、解毒。有抗菌、抗病毒，以及降脂減肥等作用。一般常用劑量 15～30克，煎水服，每日1次。

6 蒼朮

性味歸經：味辛苦，性溫，歸脾，胃經。

功用主治：燥濕健脾、祛風濕。有降血糖、降血脂及減肥作用。一般常用劑量6～9克，煎水服，1日1次。

7 澤瀉

性味歸經：味甘、淡，性寒。歸腎、膀胱經。

功用主治：利水、瀉熱、滲濕。含有澤瀉醇 A、澤瀉醇 B 等，另含揮發油、樹脂、蛋白質和多量澱粉等。有利尿、降脂、降血糖、減肥等作用。一般常用量6～12克，煎水服。

注意：腎虛精滑者忌服。

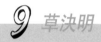

8 茵 陳

性味歸經：味辛苦，性涼，歸肝、膽、脾、胃經。

功用主治：清熱利濕，護肝去脂。用於肝膽濕熱型肥胖病兼有黃疸者。一般常用劑量9～15克，煎水服。

注意：非因濕熱引起的發黃忌服。

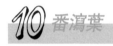

9 草決明

性味歸經：葉甘、苦，性微寒。歸肝、大腸經。

功用主治：清肝明目、潤腸通便。含大黃酚、大黃素、蘆薈大黃素、大黃酸、大黃素葡萄糖甙、大黃素蒽酮、大黃素甲醚、決明素等，尚含維生A等成分。有降壓、降血脂、減肥作用等。一般常用量10～30克、煎水服。

10 番瀉葉

性味歸經：味甘苦，性寒，歸大腸經。

功用主治：瀉下、降脂、減肥。含番瀉甙、大黃酸和大黃酚的葡萄糖甙，還有蘆薈大黃素、大黃素葡萄糖甙。有較好的降脂、減肥、通便功效。一般常用劑量3～6克，煎水服或泡水服，常服有效。

11 柴 胡

性味歸經：味苦、辛，性微寒，歸心包絡、肝、三焦、膽經。

功用主治：和解退熱、疏肝解鬱、升舉陽氣。含揮發油、柴胡醇、油酸，亞麻酸飛棕櫚酸、硬脂酸、葡萄糖皂甙等成分。有解熱、鎮靜、鎮痛、抗炎、抗病原體，以及降壓、降脂、減肥等作用。一般常用量3～9克，煎水服。

注意：真陰虧損，肝陽上升者忌服。

12 金銀花

性味歸經：味甘，性寒，歸肺、胃、大腸經。

功用主治：清熱解毒。含有木樨草素、肌醇及皂甙、鞣質等。有抗菌、降血脂、減肥等作用。一般常用量9～15克，煎水或泡水服，常服有效。

13 薑 黃

性味歸經：味辛苦，溫。歸肝、脾經。

功用主治：破血行氣，通經止痛。含有薑黃酮、薑油烯、水芹烯、龍腦、去氫薑黃酮等，還有薑黃素、果糖二葡萄糖澱粉、草酸鹽等成分。有利膽、降壓、抗菌、鎮痛、減肥等作用。一般常用量6～9克，煎水服用。

注意：血虛而無氣滯血瘀者忌用。

14 薏苡仁

性味歸經：味甘淡，性微寒。歸脾、肺、胃之經。

功用主治：利水滲濕，健脾，除痹，清熱排膿。含有蛋白質、脂肪、碳水化合物、少量維生素B_1。還含有氨基酸、薏苡酯、三萜化合物等成分。功用有健脾、利濕、降脂、減肥等。一般常用量15～30克，煎水服用。

15 丹 參

性味歸經：味苦，性微溫，歸心、肝經。

功用主治：活血祛瘀，涼血消癰，養血安神。含丹參酮、異丹參酮、異隱丹參酮、維生素E等成分。有活血化瘀、降脂減

肥、安神寧心之功效。一般常用量6～15克，煎水服用。

16 赤 芍

性味歸經：味苦，性微寒，歸肝經。

功用主治：清熱涼血，祛瘀止痛。含揮發油、脂肪油、樹脂、鞣質、糖、澱粉、黏液質，蛋白質等，另含苯甲酸等成分。有解痙、擴張血管、增加血流量、降脂、減肥等功效。一般常用量6～12克，水煎服用。

注意：血虛者慎用。

17 益母草

性味歸經：味辛、苦，性微寒，歸心、肝、膀胱經。

功用主治：活血化瘀，利尿消腫。含益母草鹼、水蘇鹼、益母草定等多種生物鹼，苯甲酸、多量氯化鉀、月桂酸，亞麻酸、油酸、甾醇，維生素A、芸香甙等黃酮類，又含精氨酸、水蘇糖等成分。有活血祛瘀，消脂減肥等效力。一般常用量9～15克，煎水服用。

注意：陰虛血少者忌用。

18 三 七

性味歸經：味甘、微苦，性温。歸肝、胃經。

功用主治：化瘀止痛，活血定痛。含皂甙、五加皂甙A和五加皂甙B等成分。有止血、散瘀、消腫、止痛、降脂、減肥等作用。常用劑量6～9克，煎水服用。

注意：孕婦忌服。

19 山 楂

性味歸經：味酸、甘，性微温，歸脾、胃、肝經。

功用主治：消食化積，活血散瘀。含酒石酸、檸檬酸、山楂酸、黃酮類、内脂、糖類及甙類，還含有皂甙、維生素C、蛋白質及脂肪等成分。有消食積，散瘀血，降脂，減肥等作用。一般常用量6～12克，煎水服用，常服用有效。

注意：脾胃虛弱者慎服。

20 香 附

性味歸經：味辛、微苦、微甘，性平，歸肝、三焦經。

功用主治：疏肝理氣，調經止痛。含葡萄糖、果糖、澱粉、揮發油等成分。有理氣解鬱，止痛調經，降脂減肥之作用。一般常用量6～12克，煎水服用。

注意：凡氣虛無滯，陰虛血熱者忌服。

21 三 棱

性味歸經：味苦，性平。歸肝、脾經。

功用主治：破血祛瘀，行氣止痛。有破血、行氣、消積、止痛、降脂、減肥等作用。常用量6～9克，煎水服用。

注意：氣虛體弱，血枯經閉及孕婦、女子經期忌服。

22 當 歸

性味歸經：味甘、辛，性温，歸心、肝、脾經。

功用主治：補血，活血，止血，潤腸。含有蔗糖、維生素B_1、維生素 A 等物質，還含有棕櫚酸、硬脂酸、肉豆蔻酸及不飽和油酸、亞油酸、β－穀甾醇等成分。有補血活血，降脂減

肥，活血化瘀等作用。常用量6～15克，煎水服用。

注意：濕阻中滿及大便溏瀉者慎服。

23 川 芎

性味歸經：味辛，性溫。歸肝、膽、心包經。

功用主治：活血行氣，祛風止痛。含有揮發油、生物鹼、酚性成分内酯類、阿魏酸等成分。有行氣開鬱，活血止痛，祛風燥濕，降脂減肥等作用。常用量6～9克，煎水服用。

注意：陰虛火旺，上盛下虛及氣弱者忌服。

24 女貞子

性味歸經：味苦、甘，性涼。歸肝、腎經。

功用主治：補益肝腎，清熱明目。含有齊墩果酸、甘露醇、葡萄糖、棕櫚酸、硬脂酸、油酸、亞油酸等成分。有補肝腎，強腰膝，降脂減肥等作用。常用量6～12克，煎水服用。

注意：脾胃虛寒泄瀉及陽虛者忌服。

25 何首烏

性味歸經：味苦甘澀，性微溫。歸肝、腎經。

功用主治：補益精血，潤腸通便。首烏含有蒽醌類，主要爲大黃酚和大黃素，另含澱粉、粗脂肪、卵磷脂等成分。有補肝、益腎、養血、祛風，以及降血糖、降血脂、減脂肪的作用。常用量12～30克，煎水服用。

26 旱蓮草

性味歸經：味甘酸，性涼。歸肝、腎等。

功用主治：滋陰益腎，涼血止血。含有皂甙，烟鹼、鞣質、

維生素 A 及多種噻吩化合物等成分。有涼血、止血、補腎、益陰、降脂、減肥等作用。常用量 15～30 克，煎水或泡水服用。

注意：脾腎虛寒者忌服。

27 山茱萸

性味歸經：味酸，微溫。歸肝、腎經。

功用主治：補益肝腎，收斂固澀。山茱萸含有山茱萸甙、皂甙、鞣質、熊果酸、没食子酸、蘋果酸、酒石酸及維生素A等成分。有補肝腎，澀精氣，固虛脫，降血脂，減脂肪等作用。常用量 6～12 克，煎水服用。

注意：凡命門火熾，強陽不痿，素有濕熱，小便淋澀者忌服。

28 枸杞子

性味歸經：味甘，平。歸肝、腎、肺經。

功用主治：滋補肝腎，明目，潤肺。枸杞子含有胡蘿蔔素、硫胺素、核黃素、菸酸、抗壞血酸，另含 β－谷甾醇、亞油酸等成分。有滋腎、潤肺、補肝、明目、降脂減肥等作用。常用量 8～20 克，煎水服用。

注意：外邪實熱、脾虛有濕及泄瀉者忌服。

29 菊 花

性味歸經：味辛、甘、苦，性微寒，歸肺、肝經。

功用主治：疏風清熱，解毒，明目。菊花含有揮發油，並有腺嘌呤、膽鹼、水蘇鹼等。另含有菊甙、氨基酸、黃酮類及微量維生素 B_1。揮發油主要含有龍腦、樟腦，菊油環酮等成分。有疏風、清熱、明目、解毒、降脂、減肥等作用。常用量 6～9 克，煎水或泡水服用。

六　防治肥胖的常用食物

1　冬　瓜

性味歸經：味甘淡而性微寒。

功用主治：利尿消痰，清熱解毒。具有較好的減肥作用。由於肥胖人多有內熱，冬瓜下氣清熱，有助於減肥，可以大量長期服用。

2　海　帶

性味歸經：味甘淡而性微寒。

功用主治：軟堅散結，消痰利水。現代研究證明，海帶有降血脂的作用。其所含的多種礦物質、微量元素能減少人體攝入的動物脂肪在心臟、血管、腸壁上沉積。

實驗表明，肥胖人1個月吃1～1.5千克海帶，能達到理想的減肥效果。況且人體如果缺碘會引起甲狀腺分泌不足，使身體的基礎代謝率降低，嚴重的缺碘會造成低水平能量輸出從而誘發肥胖。海帶對甲狀腺功能低下引起的肥胖有較好的作用。

3　小紅豆

性味歸經：味甘酸而平，歸脾、心、小腸經。

功用主治：利尿消腫、解毒。應用小紅豆進行減肥，對於伴有水腫的肥胖病效果尤佳。

4 魔芋

性味歸經：味甘淡而性微寒，歸肝、脾、胃經。

功用主治：健脾利濕。魔芋屬天南星科多年生草本植物。中國主要產於川、黔、滇、湘、鄂、贛、粵、桂等地的山區和丘陵地帶。魔芋中含有豐富的營養物質；如甘露醇，澱粉，蛋白質等。魔芋甘露聚糖對於人體的健康有許多作用，其中有抑制膳食中過量膽固醇被人體吸收的功能，因而能降低高血壓和心血管病人的潛在危險，抑制脂質的吸收，並延緩糖的吸收，有降低血糖值和尿糖值的作用。由於魔芋甘露聚糖是一種混合多糖類半纖維素的低熱食物，所以經常食用能控制熱量的吸收，達到減肥目的。

服用方法：魔芋膠囊（含葡萄甘露聚糖90%），每日3次，每次2～3克，於進餐前用溫水吞服，或將魔芋精粉溶於開水或飲料中，調勻後服下。一般來說，在開始服用時應採用小劑量，每天1～2克為宜，待腸胃適應後用維持量。服用時間為3個月，同時輔以適量的魔芋麵皮及魔芋果凍(魔芋食品已有多種，如魔芋麵條、麵包等)，在服用魔芋精粉期間，飲食內容保持與日常相似，不暴飲，不要有意控制食量，不服用其他減肥藥。

浙江省人民醫院對30名肥胖者使用魔芋精粉治療觀察，減肥有效率達76%。降血脂和血糖效果也十分顯著。

5 綠豆

性味歸經：味甘，性寒，歸肺、胃大腸經。

功用主治：清熱解毒，止渴利尿，降脂減肥。

6 藕

性味歸經：味甘，性寒，歸肺、胃經。

功用主治：藕含有澱粉、蛋白質、天門冬素、維生素C、多

種多酚化合物、過氧化物酶。具有養血生肌、健脾胃、止瀉、降脂減肥的功效。

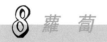
7 芹 菜

性味歸經：味甘、苦，性涼，歸肝、胃經。

功用主治：平肝清熱，祛風利濕。降脂降壓減肥等。現代研究表明：芹菜具有降低膽固醇並加速脂肪分解的作用。

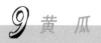
8 蘿 蔔

性味歸經：味甘、辛，性涼，歸肺、胃經。

功用主治：健脾消食，止咳化痰，利尿通便，降脂減肥。現代研究證明：蘿蔔中含有促進脂肪代謝的物質，可避免脂肪在皮下堆積，具有明顯的減肥作用。

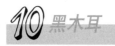
9 黃 瓜

性味歸經：味甘，性寒，歸脾、胃、大腸經。

功用主治：清熱，解渴，降低膽固醇。黃瓜含有纖維素，對促進腐敗食物的排泄和降低膽固醇有一定的作用。黃瓜還含有丙醇二酸，能抑制糖類轉化爲脂肪，對肥胖症、高脂血症、高血壓肥胖者尤爲適宜。

10 黑木耳

性味歸經：味甘，性平，歸胃、大腸經。

功用主治：益胃、涼血、潤燥、降壓。現代研究證明：黑木耳中含有的核酸類物質，能明顯地降低血中膽固醇的含量，而且木耳中含有大量粗纖維，可增加大便體積，促進胃腸蠕動，將膽固醇及時排出體外，因而是高脂血症和肥胖患者的理想食品。

七　肥胖症四季飲食

1 三花飲

春季飲食

【配料】菊花（乾）4～5朵，玉蘭花
　　　　（乾）5～6朵，百合花（乾）
　　　　7～8瓣。

【作法】將菊花、玉蘭花、百合花放
　　　　在茶壺中，用開水沖泡片
　　　　刻，棄掉水，再用開水沖泡
　　　　10～15分鐘，即可飲用。

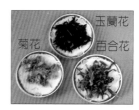

【用法】代茶飲用，可在1日內沖泡
　　　　數次。

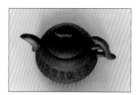

【功效】平肝清熱，輕身養顏。

【主治】肥胖症，因脂肪食入過多而
　　　　致的面部油膩，黑斑。

【出處】經驗方。

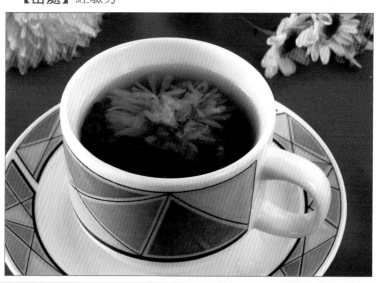

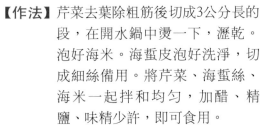

2 涼拌芹菜

【配料】芹菜500克（1斤），海蜇皮（水發）150克（3兩），精鹽、味精適量，小海米3克。

【作法】芹菜去葉除粗筋後切成3公分長的段，在開水鍋中燙一下，瀝乾。泡好海米。海蜇皮泡好洗淨，切成細絲備用。將芹菜、海蜇絲、海米一起拌和均勻，加醋、精鹽、味精少許，即可食用。

【功效】平肝清熱，袪風利濕。

【用法】佐餐食用。

【主治】肥胖症、高血壓病、冠狀動脈粥樣硬化性心臟病、小便淋痛。

【出處】民間驗方。

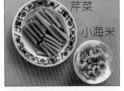

芹菜

小海米

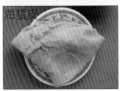

海蜇皮

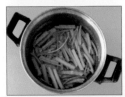
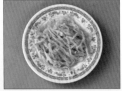

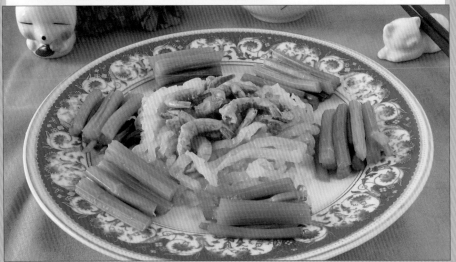

③ 決明降壓粥

【配料】炒決明子15克（1匙），白菊花10克（5～6朵），粳米100克（2兩），白糖適量。

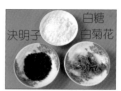

【作法】將決明子與白菊花一起用15倍量的水煎煮2次，藥液濾過。粳米洗淨，加入藥液及適量清水一起煮粥。

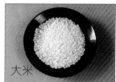

【功效】清肝，明目，通便。

【用法】在粥中加入適量白糖，早晚各服1次。

【主治】肥胖症、高脂血症、目赤腫痛、頭痛頭暈的高血壓病、習慣性便秘等。

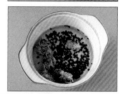

【出處】民間驗方。

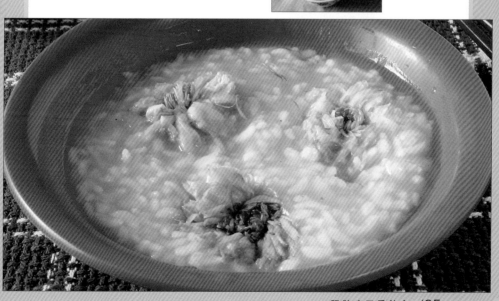

4 芹菜炒香菇

【配料】 芹菜400克，水發香菇50克，精鹽6克，味精、澱粉適量，植物油50克。

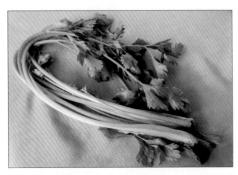

芹　菜

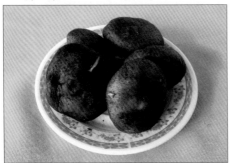

香　菇

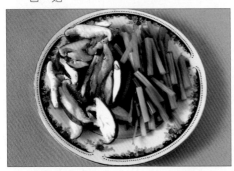

芹菜絲、香菇片

【作法】 芹菜摘去葉、根，洗淨剖開切成約2公分的長節，用鹽拌勻約10分鐘後，再用清水漂洗後瀝乾待用。香菇切片，與醋、味精、澱粉混合裝在碗內，加入水約50毫升，對成芡汁待用。鍋置旺火上燒熱後，倒入油50克，待油冒青煙時，即可下入芹菜，煸炒2～3分鐘後，投入香菇迅速炒勻，淋入芡汁速炒起鍋即可食用。

【功效】平肝清熱。

【用法】佐餐食用。

【主治】肥胖症、肝陽上亢的高血壓病、動脈硬化、高脂血症。

【出處】民間驗方。

【特點】脆嫩適口。

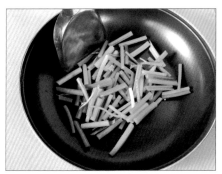

油鍋燒熱，放入芹菜，煸炒2~3分鐘。

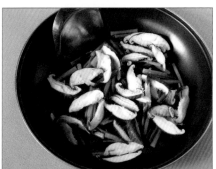

再加香菇迅速炒勻，加調料，勾芡，即可出鍋。

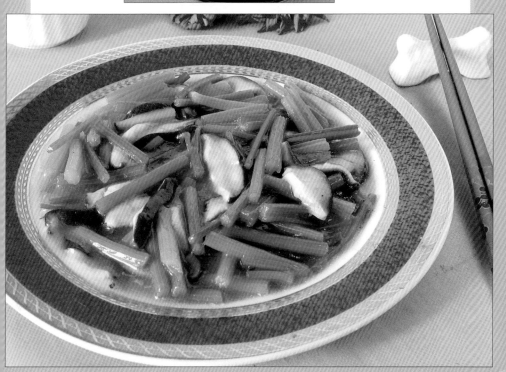

5 羅布麻飲

【配料】羅布麻葉 50 克（1 兩）。

【作法】羅布麻葉置壺內，加開水 400 克，蓋嚴，悶約半小時，加適量白糖。宜溫服。

【功效】清火，降壓，利尿，強心。

【主治】肥胖症、高血壓病、心臟病、神經官能症、腎炎水腫等。

【出處】民間驗方。

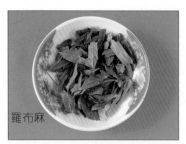

羅布麻

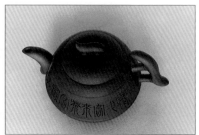

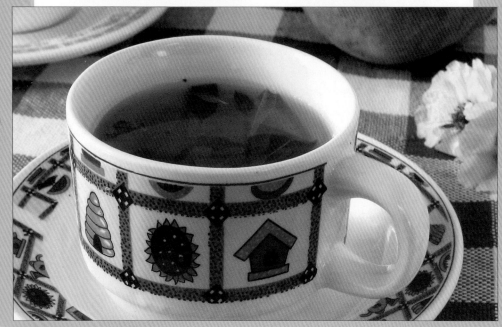

6 枸杞子粥

【配料】枸杞子 15 克（1 大匙），大米 50 克（1 兩）。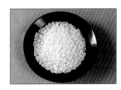

【作法】將枸杞子和大米洗淨一起，加水適量，一併煮成粥即可食用。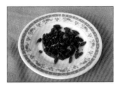

【功效】滋補肝腎，養陰明目。

【主治】肥胖症、因肝腎陰虛引起高血壓病、糖尿病、頭暈目眩、視物不清等。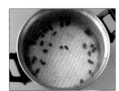

【出處】《太平聖惠方》。

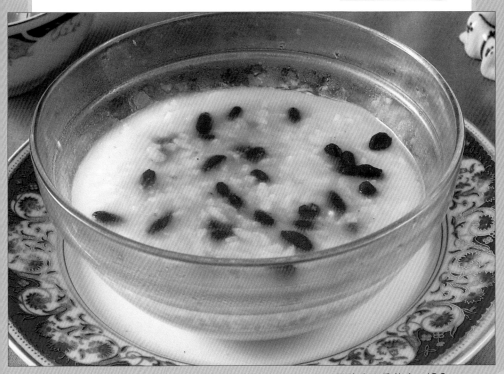

7 菊花拌蜇皮

【配料】菊花50克（1兩），海蜇皮200克（4兩），黃瓜1根，鹽、糖、醋、麻油適量。

【作法】①將海蜇皮洗淨，切成細絲，入開水燙煮一下，撈起用流水沖洗，充分冷却後再浸泡5～6小時。②菊花洗淨，去掉雜質，入沸水過一下，瀝淨水分。③將鹽、糖、醋、麻油在容器內混勻，加菊花和海蜇皮拌勻。④黃瓜切成扇片狀，入鹽水腌製15分鐘，碼在盤底，上面盛海蜇皮即成。

【用法】佐餐食用。

【功效】降血壓，防肥胖。

【主治】高血壓病、肥胖症。

【出處】《家庭中醫食療法》。

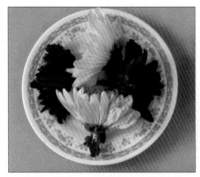

菊　花

菊花按産地、花色及加工方法不同，分爲白菊花、杭菊花和滁菊花。白菊花平肝、明目作用較强，常用於高血壓病的防治；杭菊花（黃菊花）清熱解毒、疏風作用較强，常用於外感頭痛、發熱及目赤腫痛等症。

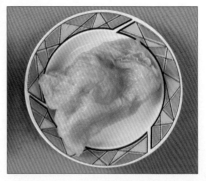

海蜇皮

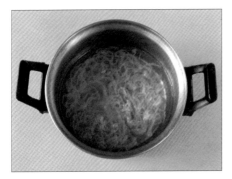

燙海蜇絲。海蜇營養豐
富，具有清熱解毒，化痰軟
堅作用。海蜇於8~9月間捕
採後，以石灰明礬浸製漂淨
後漬鹽。食用時應以清水浸
漂洗淨。

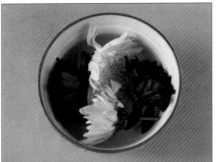

燙菊花。

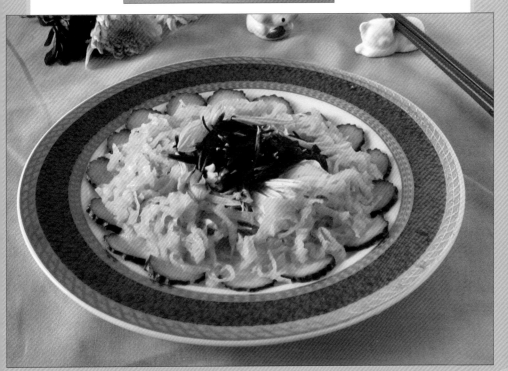

⑧ 山楂菊花茶

【配料】山楂 30 克，菊花、茶葉、茯苓、萊菔子各 15 克，麥芽、陳皮、澤瀉、小紅豆、夏枯草、決明子各10克。

【作法】將以上各藥共搗爲粗末備用，也可以整塊煎煮或浸泡飲用。

【用法】將上述藥物洗淨，放入杯中，用沸水沖泡，浸悶數分鐘後代茶頻飲，邊飲邊對入白開水，直至茶水色淡爲止。每天沖泡 1 次，連續使用，15 天爲一療程。

【功效】消食化積，清肝明目，利尿滲濕。

【主治】脾虛肝旺、身體肥胖、高血壓病、高脂血病。

【出處】《家庭藥膳全書》。

【按語】上方以山楂爲主藥組成。現代研究表明山楂含有豐富的蘋果酸、檸檬酸、琥珀酸和維生素C，具有促進胃液和膽汁分泌的作用，有助消化之功。而且山楂含有一種解脂酶，可促進脂肪類食物消化，故尤善消化肉食油膩之積滯，防止肥胖，臨床藥理實驗也證實山楂有明顯降血脂、軟化血管的作用。所以胃酸不高的肥胖患者、冠心病人、高脂血症者，常吃山楂，既可減肥，又可健身。

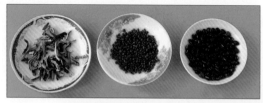

陳皮、萊菔子、小紅豆

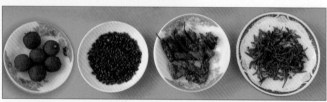

山楂、決明子、夏枯草、茶葉

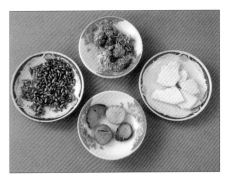

麥芽、菊花、山藥、澤瀉

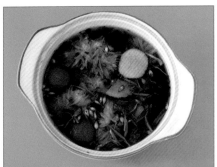

將藥物洗淨，
煎煮或用沸水浸
泡，代茶飲用。

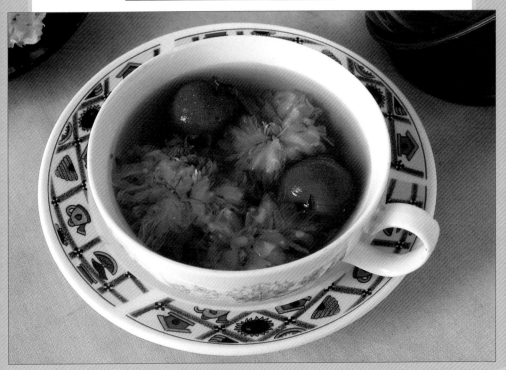

⑨ 菊花爆鷄絲

【配料】 鷄胸脯300克，菊花30克，火腿肉25克，豌豆25克，蛋清2個，水澱粉40克，精鹽適量，味精、料酒、薑末各少許，清湯100克，植物油750克（實耗75克）。

【作法】 從菊花中挑出外形整齊的花瓣10克，並用開水稍泡一下撈出，留作炒菜時加入，其他20克按水煮提取法提取菊花濃縮汁20毫升；將鷄胸脯去掉白筋，切成薄片，加入蛋清、水澱粉，用手抓勻漿好；將鍋置火上，加入植物油。待油稍熱時，將鷄絲下鍋，用筷子攪開，連油一同倒出，隨將薑末下鍋，下入火腿絲、豌豆，加入精鹽、味精、料酒、清湯及菊花濃縮汁，汁沸時下入鷄絲及洗淨的菊花瓣，翻兩個身，盛入盤內即可食用。

【功效】 鎮靜袪風，補肝明目。

【用法】 佐餐食用。

【主治】 肥胖症、高血壓病伴有心煩不安、視物模糊、頭昏失眠、精神不振者。

【出處】 民間驗方。

【特點】 色黃白，菜脆嫩，有菊花香味。

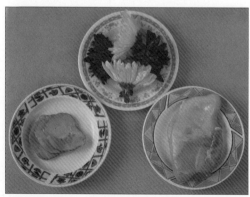

配　料

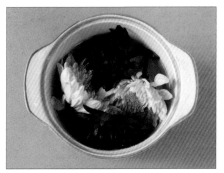

用開水泡菊花（1/3總量），撈出備用。剩下2/3總量的菊化煎煮，汁液備用。

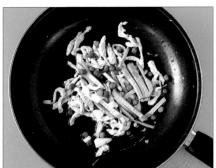

按作法過程烹製，你會得到色、香、味俱全的「菊花爆雞絲」。

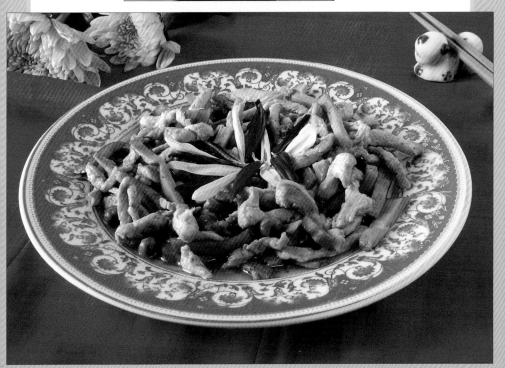

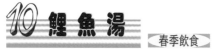

10 鯉魚湯 　春季飲食

【配料】蓽茇5克，鮮鯉魚2條，花椒1平匙，生薑、香菜、
　　　　料酒、葱、味精、醋各適量。

【作法】將鯉魚去鱗，剖腹去內臟，切成小塊；薑、葱洗
　　　　淨，切絲待用。把蓽茇、花椒、鯉魚、葱、生薑放
　　　　入鍋內，加水適量，置文火上炖熬約40分鐘。加
　　　　入香菜、料酒、味精、醋即成。

【功效】利水消腫。

【用法】吃魚飲湯，亦可佐餐。

【主治】肥胖症。

【出處】《飲膳正要》。

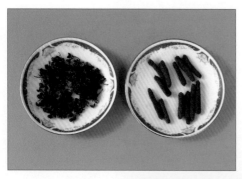

花椒、蓽茇。蓽茇爲一
種中藥，能溫中散寒，可以
清耗熱量。

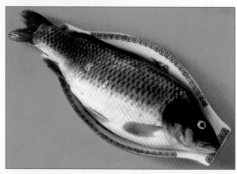

鯉魚

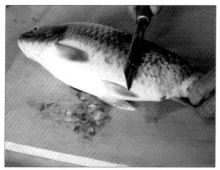

將鯉魚去鱗，洗去內臟，摘去腥綫，切塊。

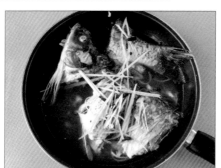

將鯉魚塊、蓽菝、花椒、葱絲、薑絲放入鍋中，加水適量，文火炖約40分鐘，加入香菜、調味料，出鍋。

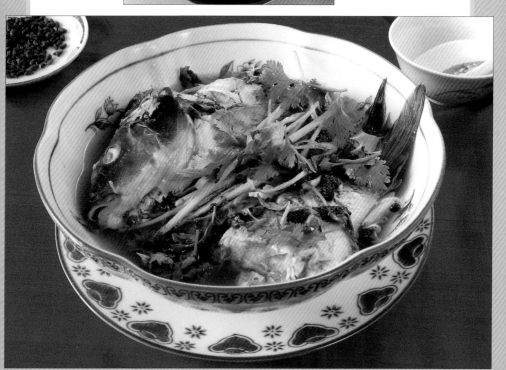

11 什錦烏龍粥

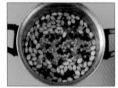
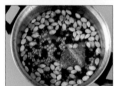

【配料】生薏苡仁30克，冬瓜子100克，小紅豆20克。

【作法】將生薏苡仁、冬瓜子、小紅豆洗淨，合在一起，放入鍋內加水煮熬至豆熟，再放入用粗紗布包好的乾荷葉及烏龍茶再熬7～8分鐘，取出紗布即可食用。

【功效】健脾消肥。

【用法】隨意飲食。

【主治】肥胖症、高脂血症、脂肪肝。

【出處】民間驗方。

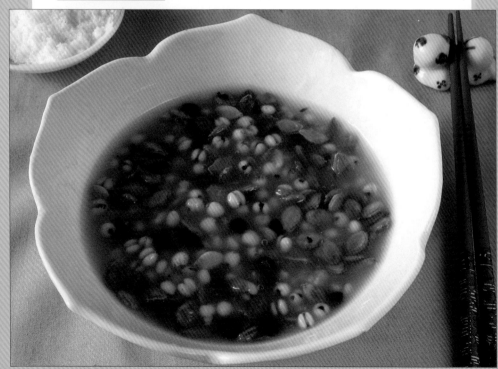

12 健脾飲

【配料】橘皮 10 克，荷葉 15 克，炒
　　　　山楂 3 克，生麥芽 15 克。

【作法】橘皮、荷葉切絲，和山楂、
　　　　麥芽一起，加水 500 克煎煮
　　　　半小時，靜置片刻，汁液濾
　　　　過，加適量白糖，宜溫服。

【功效】健脾導滯，升清化濁，降脂減肥。

【主治】肥胖症、高脂血症食積、老年
　　　　便秘等。

【出處】民間驗方。

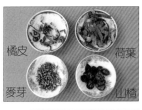

橘皮　　荷葉
麥芽　　山楂

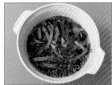

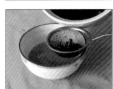

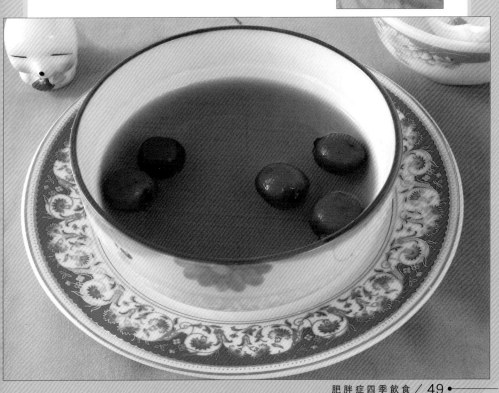

13 茯苓餅

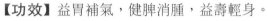〈春季飲食〉

【配料】茯苓粉、麵粉各等份，白糖、素油
　　　　各適量。

【作法】將茯苓粉、麵粉、白糖加水適量，調
　　　　成糊狀，置微火平鍋內煎烙成薄餅。

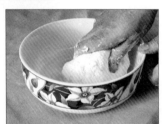

茯苓　　麵粉

【功效】益胃補氣，健脾消腫，益壽輕身。

【用法】經常食之有效。

【主治】肥胖症、高脂血症、脂肪肝。

【出處】民間驗方。

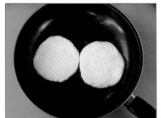

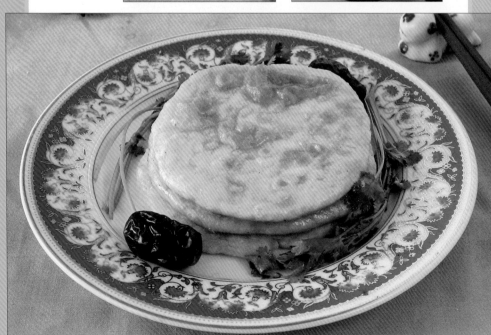

14 燴雙菇

【配料】 罐頭蘑菇（或鮮蘑菇250克），香菇50克，精鹽6克，味精、白糖少許，水澱粉適量，植物油50克。

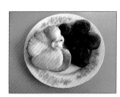

【作法】 香菇用開水浸發半小時，撈出，擠乾水，去蒂洗淨，泡香菇留用。在鍋內倒入植物油，油熱後，放入香菇煸炒1分鐘，再投入蘑菇、蘑菇罐頭水、香菇水、鹽、味精、白糖，待湯汁微開時，用水澱粉勾芡即成。

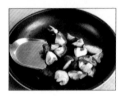

【功效】 補氣益胃。

【用法】 佐餐食之。

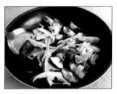

【主治】 肥胖症、高脂血症、高血壓病、動脈硬化、糖尿病。

【出處】 民間驗方。

【特點】 黑白相映，色美味鮮。

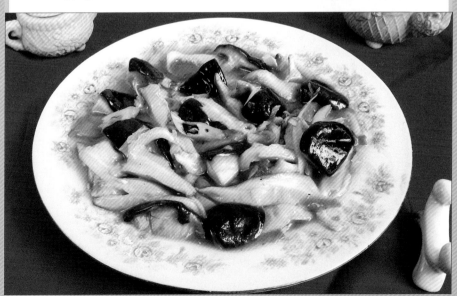

1 荷藕炒豆芽

【配料】荷葉200克，水發蓮子50克，綠豆芽150克，藕100克，素花生油適量，食鹽、味精、水澱粉各少許。

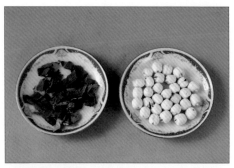

荷葉、蓮子

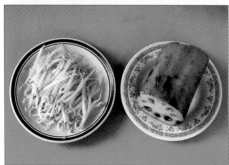

綠豆芽、藕

【作法】取蓮子、荷葉加清水適量，文火煎湯後暫置一旁備用。鮮藕切成細絲用素油煸炒至七成熟，再加入煮透的蓮子和洗淨的綠豆芽，再將先煎出的湯澆上，加適量的食鹽、味精，用水澱粉勾芡盛出裝盤即可食用。

【功效】健脾利濕，消腫輕身。

【用法】佐餐食用。

【主治】肥胖症、高脂血症、脂肪肝。

【出處】民間驗方。

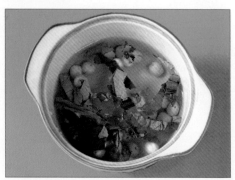

煎煮蓮子、荷葉。

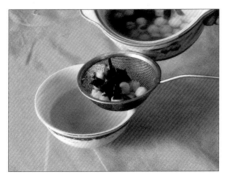

將煮好的蓮子、荷葉
過濾，濾液留作對汁用，蓮
子撿出。

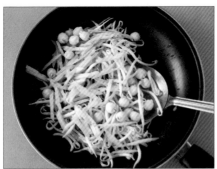

先炒藕絲，
至七成熟時加入
煮好的蓮子如綠
豆芽，再對入蓮
子、荷葉湯汁，
加適量調味品。

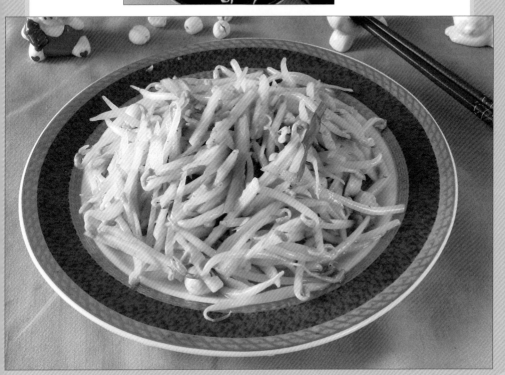

2 減肥飲

【配料】荷葉一張，生山楂、生薏苡仁各10克，橘皮5克。

【作法】將荷葉一張切成細絲，與生山楂、薏苡仁、橘皮相混合，放入沙鍋中煮或放入熱水杯中用沸水沖泡後代茶飲用。

【功效】健脾除濕。

【用法】可在一日內連服連泡，連服百日之後對肥胖者有顯著的效果。

【主治】肥胖症。

【出處】民間驗方。

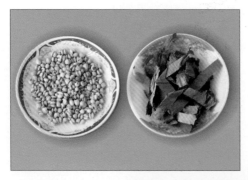

薏苡仁、荷葉

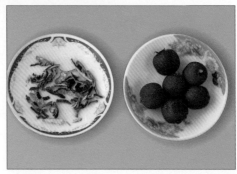

橘皮、生山楂

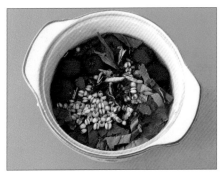

將荷葉、生山楂、生薏苡仁、橘皮放入沙鍋中煮10分鐘左右。

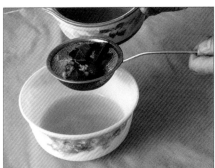

將煮好的藥湯過濾，直接飲用。也可以用沸水沖泡，代茶飲用。

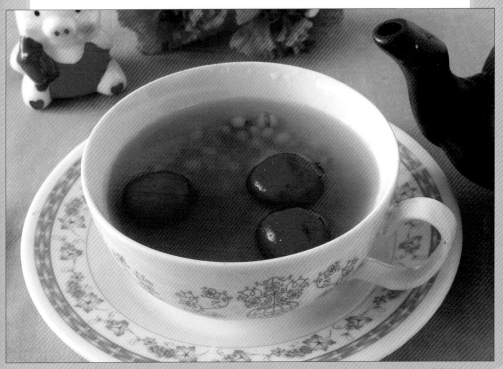

3 鮮拌萵苣

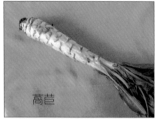

萵苣

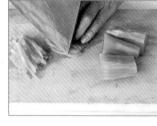

【配料】萵苣250克（半斤）、食鹽少許，料酒、味精各適量。

【作法】將萵苣剝皮洗淨，切成細絲，再加食鹽少許，攪拌均勻去汁，把調料放入，拌勻即可食用。

【功效】健脾利尿。

【用法】佐餐食之。

【主治】肥胖症。

【出處】《海上方》。

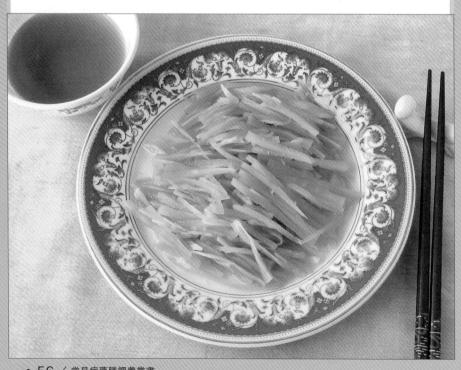

4 薏米粥

【配料】薏苡仁30克，白糖適量。

【作法】將薏苡仁洗淨，置於沙
鍋內，加水適量。再將
沙鍋置武火上燒沸，後
用文火煨熬。待薏苡仁
熟爛後加入白糖即成。

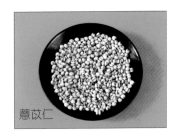

薏苡仁

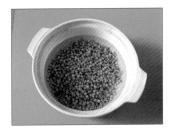

【功效】健脾除濕。

【用法】隨意飲食。

【主治】肥胖症、高脂血症。

【出處】《本草綱目》。

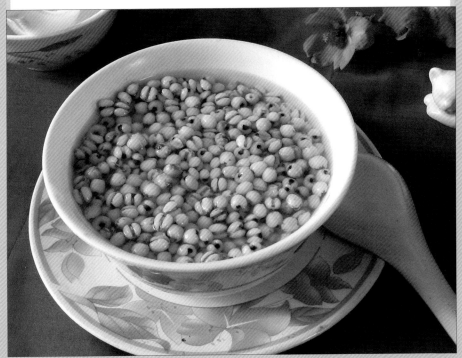

5 三色糯米飯

【配料】 小紅豆、薏苡仁各適量，糯米、冬瓜子、黃瓜各適量。

【作法】 將小紅豆和薏苡仁用水淘洗乾淨放入鍋內先蒸20分鐘，然後放入洗淨的糯米及冬瓜子加水蒸熟，起鍋後撒上黃瓜丁即可食用。

【功效】 健脾利水，減肥。

【用法】 隨意食用。

【主治】 肥胖症、高脂血症、脂肪肝。

【出處】 民間驗方。

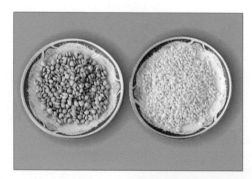

薏苡仁、糯米

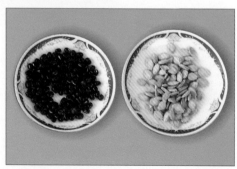

小紅豆、冬瓜子

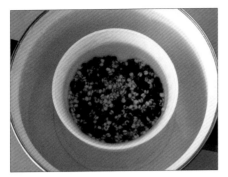

將小紅豆、薏苡仁淘洗乾淨,放入鍋內先蒸20分鐘。

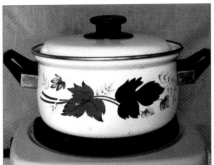

再放入糯米、冬瓜子繼續蒸至米熟。

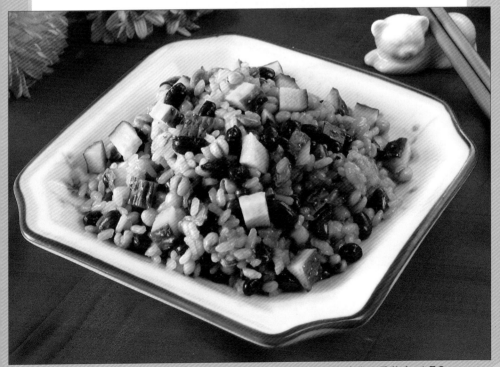

6 茼蒿炒蘿蔔

【配料】茼蒿100克（2兩），白蘿蔔200克（4兩），花生油、食油、食鹽、味精、水澱粉各適量。

【作法】把茼蒿、白蘿蔔分別切成細條後，將花生油放入炒勺內，待油熱後再放白蘿蔔絲炒至七成熟時加入茼蒿，快熟時加食鹽、味精調味，以水澱粉勾芡盛出裝盤即可。

【功效】消腫輕身，降氣化痰、健脾胃助消化。

【用法】佐餐食用。

【主治】肥胖症、高脂血症、脂肪肝。

【出處】民間驗方。

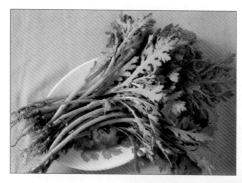

茼蒿營養豐富，含有大量維生素和礦物質，其中鈣、鐵含量較多，於適宜於兒童和貧血患者食用。

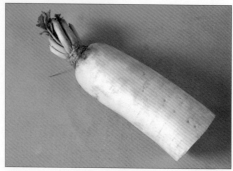

白蘿蔔

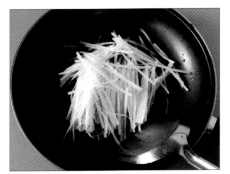

將白蘿蔔切成細絲，先
放鍋中炒，炒至七成熟。

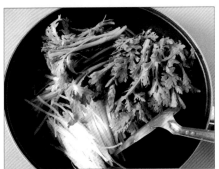

再放茼蒿繼續
炒，快熟時加調味
品，出鍋。

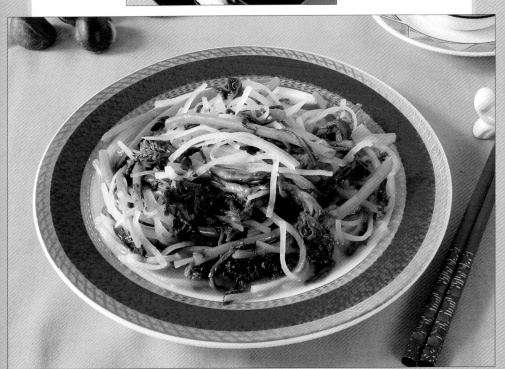

7 山楂荷葉飲

【配料】山楂 15 克，荷葉（乾品）10 克。

【作法】將山楂與荷葉放入沙鍋中，加水煎3次，過濾取汁濃縮，代茶飲之。

【功效】消腫降脂。

【用法】代茶飲。

【主治】肥胖症、高脂血症、高血壓病。

【出處】民間驗方。

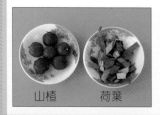

山楂　　　荷葉

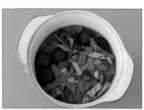

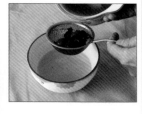

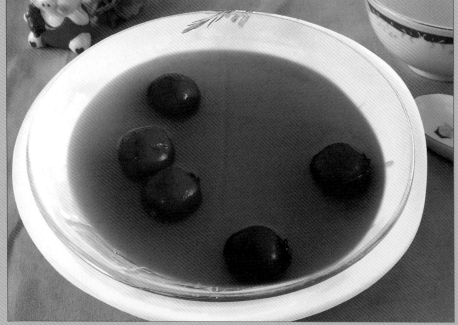

⑧ 小紅豆粥

【配料】 小紅豆50克，粳米50克，白糖適量。

【作法】 將小紅豆挑淨雜質，加水煮熟，再將洗淨的粳米煮粥。粥成後加白糖，早晚各一次。

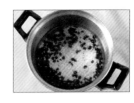
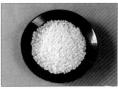

【功效】 除濕熱，消水腫，利小便。

【主治】 肥胖症及因濕熱蘊結而引起的腹脹、浮腫、小便不利，以及腳氣、瘡癩腫毒等。

【出處】 民間驗方。

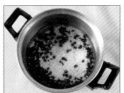

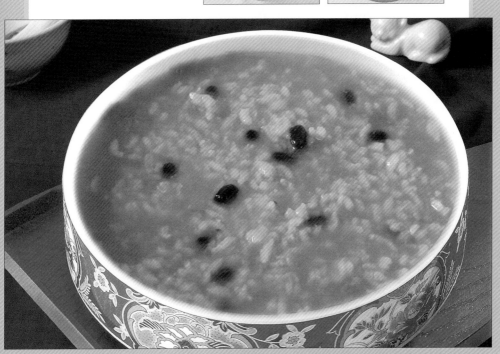

⑨ 紅豆鯉魚羹

【配料】鯉魚一條（重約2斤左右），小紅豆100克，陳皮
7.5克，草果7.5克，精鹽5克，味精、胡椒粉適
量，蔥、薑、蒜各10克。

【作法】草果去殼，陳皮切絲，小紅豆洗淨。鯉魚刮去鱗，
除去內臟，洗淨。將草果、陳皮、小紅豆塞入魚腹
內，再將魚放入大海碗中，加入調料及雞湯，上屉
蒸1～1.5小時。蒸熟後出屉，揀出蔥、薑、草果、
陳皮、小紅豆，即可上桌食用。

【功效】健脾化濕，利水消腫。

【用法】佐餐食用。

【主治】肥胖症、
脾虛食少，消化不良
等。

【出處】民間驗方。

【特點】魚肉鮮美，
清淡適口，具特有的藥
物芳香。

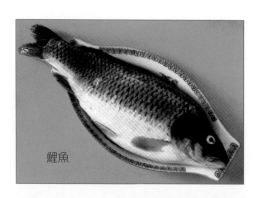

鯉魚

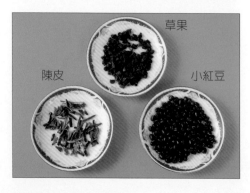

草果

陳皮　　　　　　小紅豆

小紅豆能利尿。陳皮可健
胃。草果能燥濕散寒，溫胃消
食。

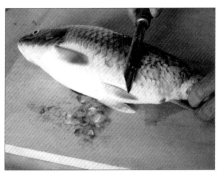

刮去魚鱗，洗去內臟。

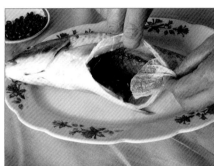

將草果、陳
皮、小紅豆塞入魚
腹，上鍋蒸1小時
左右。

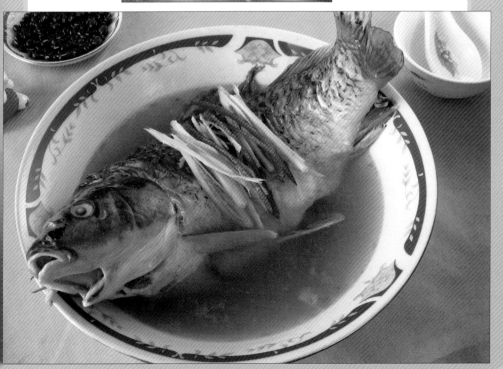

10 荷葉粥

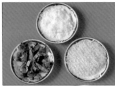

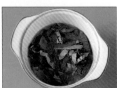
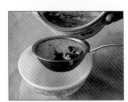

【配料】 鮮荷葉1張（重約200克），粳米100克，白糖適量。

【作法】 將粳米洗淨，加水煮粥。臨熟時將鮮荷葉洗淨覆蓋在粥上，燜約15分鐘，揭去荷葉，粥成淡綠色，再煮沸片刻即可。服時酌加白糖，隨時可食。

【功效】 清暑，生津，止渴，降脂減肥。

【主治】 肥胖症、高脂血症。

【出處】 民間驗方。

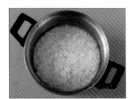

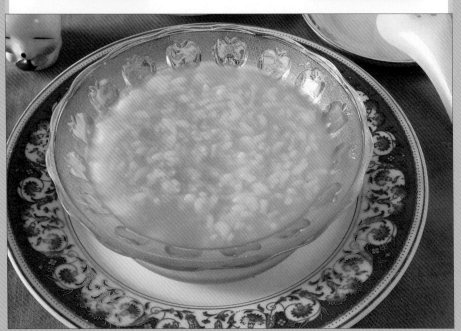

11 綠豆燉藕

【配料】 鮮藕100克（2兩），綠豆150克（3兩），肉湯1500
毫升，精鹽5克，胡椒粉、味精各3克，生薑3片。

【作法】 綠豆淘洗乾淨，清水浸泡2小時，瀝乾備用。鮮藕
刮去皮，去節，洗淨，切成條塊。生薑洗淨。鍋置
火上，加水適量，燒沸後下入藕塊，煮5分鐘後撈
出，冷水漂洗2次，再用乾淨沙鍋注入肉湯，燒開
後下入藕塊、綠豆、生薑同燉，至綠豆開花熟爛
時，加入胡椒粉、食鹽、味精即成。

【功效】 清暑利水，解毒降脂。

【主治】 肥胖症、中暑、食物中毒。

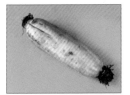 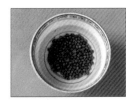 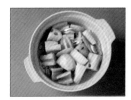

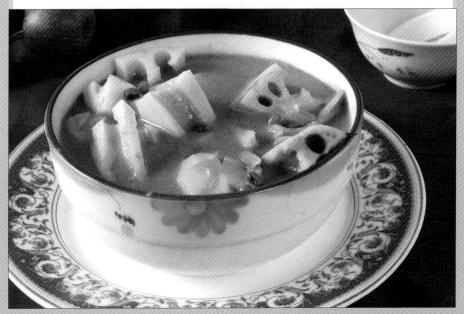

12 雙花飲

【配料】金銀花50克，菊花50克，山楂50克，精製蜂蜜250克。

【作法】將金銀花、菊花及山楂（最好切片）一起放入鍋
內，加水2千克煎煮半小時，濾過煎汁，再以同樣
條件煎煮一次。合併兩次煎汁，復置火上，加入蜂
蜜攪勻，燒至微沸即
可。宜冷却後飲用。

【功效】解暑熱，助消化。

【主治】肥胖症、高脂血症、高
血壓病、冠心病及傷暑
身熱、煩渴、咽痛等。

【出處】民間驗方。

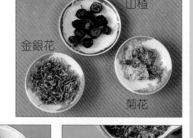

山楂
金銀花
菊花

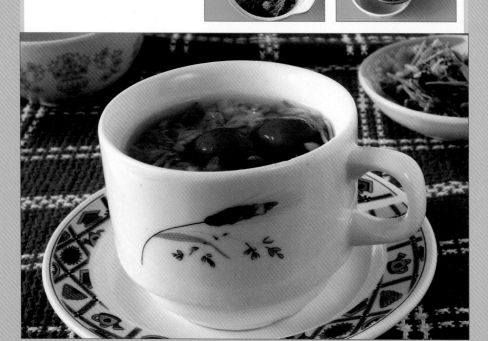

13 綠豆粥

【配料】 綠豆 30～60 克，大米 30～60 克。

【作法】 將綠豆淘淨，下湯煮熟加洗淨的大米，煮成粥即可飲。

【功效】 利水消腫，清暑解毒。

【主治】 肥胖症、中暑、食物中毒。

【出處】《普濟方》。

【按語】《隨息居飲食譜》記載：「綠豆甘涼，煮食，清膽養胃，解暑止渴，利小便，止瀉痢。」故此粥適用於肥胖症，中暑煩渴，食物中毒，瀉痢等；亦可輔助高血壓治療。

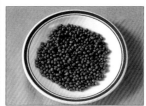 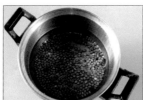 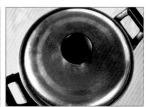

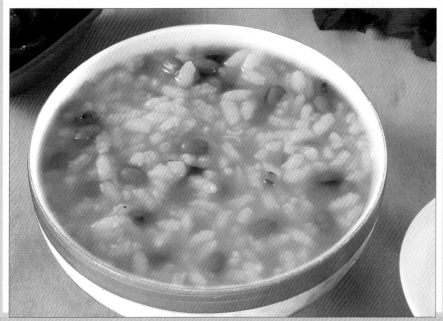

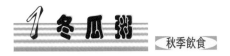

【配料】新鮮連皮冬瓜 80～100 克（或冬瓜子，乾的 10～15
克，新鮮的 30 克），粳米 100 克。

【作法】將冬瓜用刀刮後洗淨，切成小塊，再與粳米一起置
於沙鍋內，一併煮成粥即可。或先用冬瓜子煎水去
渣，再將粳米放入煮粥，每日早晚兩次食用（吃時
不可放鹽）。

【用法】每日 1 劑食之，常食有效。

【功效】利尿消腫，清熱止渴。

【主治】肥胖症、脂肪肝。

【出處】《家常食物巧治病》。

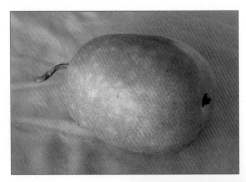

冬瓜是惟一不含脂肪的蔬
菜，能抑制糖類物質轉化爲脂
肪，是減肥、美容的佳品。

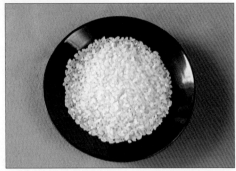

粳 米

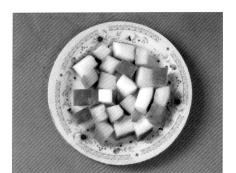

將冬瓜切成小塊。

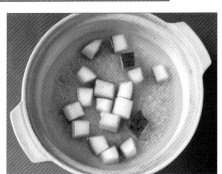

將冬瓜塊與淘好的大米放入沙鍋中，煮至熟爛，食時勿加鹽。

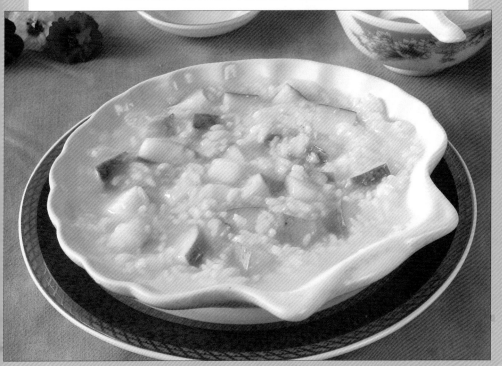

② 山楂肉片

【配料】豬後腿肉 200 克，山楂 100 克，荸薺 30 克，雞蛋清 2 個，澱粉 15 克，麵粉 15 克，白糖 120 克，豬油 15 克，植物油 500 克，精鹽、味精少許，清湯適量。

【作法】山楂按水煮提取法，提取山楂濃縮液汁 100 毫升。將肉切成 3 公分長、 1 公分寬的薄片。將蛋清、澱粉放入碗內，用筷子調成白糊，再加入麵粉和勻，待用。荸薺切厚片。鍋中加入植物油，燒至五成熟，將肉片逐片蘸糊下鍋炸製。見肉片漲起，呈黃白色，起鍋濾出油。再將鍋放在火上，添水半勺，下入白糖，用勺炒攪。見糖汁濃時，下入山楂濃縮汁和豬油少許，用勺攪勻，隨將荸薺片和肉片下鍋，多翻幾次，見紅汁包住肉片時，盛盤即可食用。

【功效】滋陰健脾，開胃消食。

【用法】佐餐食用。

【主治】肥胖症、高脂血症、高血壓、冠心病、消化不良及因食肉積滯而致胃脘飽滿、脹痛者。

【出處】民間驗方。

【特點】紅中透亮，外焦裏嫩，甜酸爽口。

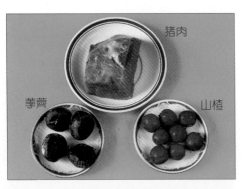

豬肉

荸薺　　　　　　　山楂

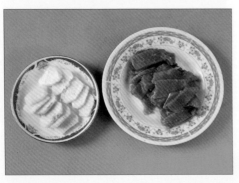

將豬肉、荸薺切成薄片。

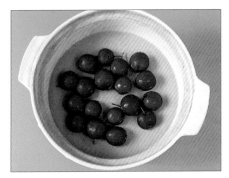

將山楂洗淨，放入沙鍋中，加適量水煮20分鐘，留取濃汁半小碗。

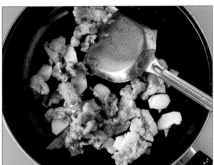

油鍋燒熱，熬糖汁再放山楂汁，攪勻，然後將荸薺片、炸好的肉片下鍋，待紅汁包住肉片時，出鍋。

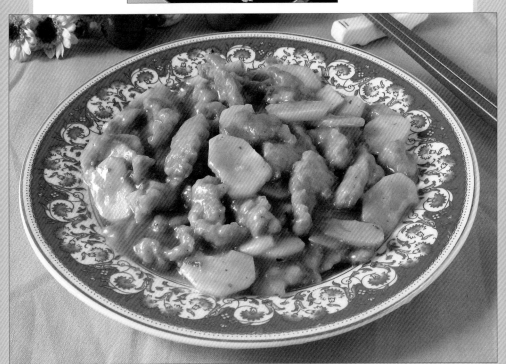

3 奶油蘆筍

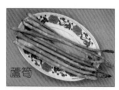

蘆筍

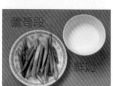

蘆筍段

鮮奶

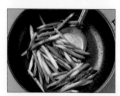

【配料】蘆筍500克（1斤），鮮奶150毫升（半袋），熟火腿25克(3～5片)，精鹽3克，胡椒粉、澱粉、料酒少許，香菜3克，植物油50克。

【作法】蘆筍洗淨，切段，火腿、香菜切茸。將植物油燒熱並涼至中溫，下蘆筍炒透，取出排於盤中。鍋內倒入鮮奶、澱粉、鹽、料酒和胡椒粉，輕輕攪勻，煮沸立即離火，澆在蘆筍上，撒上火腿茸及香菜茸即成。

【功效】健脾益氣，滋陰潤燥。

【用法】佐餐食用。

【主治】肥胖症、水腫。

【出處】民間驗方。

【特點】鮮嫩，味美，適口。

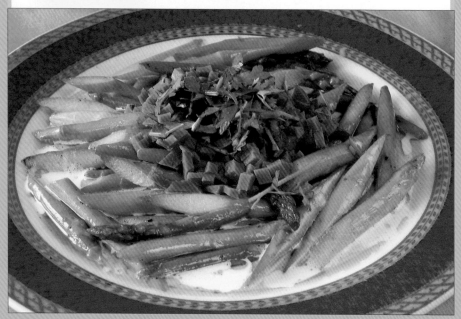

4 冰糖薏仁米

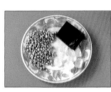

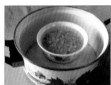

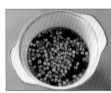

【配料】薏苡仁米 100 克，山楂糕 50 克，冰糖 200 克，桂花少許，細鹽少許。

【作法】先將薏苡仁用温水洗一下，放入碗中，加清水淹没薏苡仁，放入籠中蒸熟，取出瀝去湯汁待用。山楂糕切成小丁備用。在鍋中加清水 500 克，上火後加入冰糖、桂花、細鹽，糖化汁濃時，將薏苡仁、山楂糕丁一起倒入，待漂在湯面上即成。

【功效】清利濕熱，健脾除痺。

【用法】佐餐食用。

【主治】肥胖症、因濕熱留滯而引起的水腫，小便短少或筋脈痺阻疼痛。

【出處】民間驗方。

【特點】紅白相映，甜而不膩。

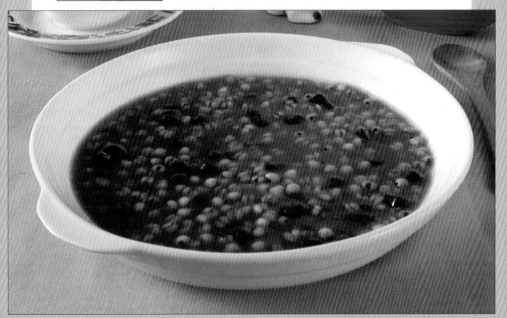

5 山楂核桃飲

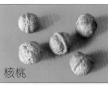

核桃

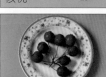

山楂

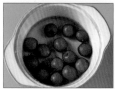

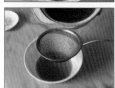

【配料】 核桃仁150克，山楂50克，白糖50克。

【作法】 核桃仁加水少許，用石磨或絞肉機將其磨(絞)成茸漿。裝入容器中，再加適量涼開水調成稀漿汁。山楂去核，加500克水煎煮半小時，濾過煎汁，再以同樣條件煎煮一次。兩次山楂汁合在一起，復置火上，加適量白糖，邊攪勻，邊燒至微沸即可。再對入核桃漿汁。

【用法】 飯後1小時後服用，以溫服爲宜。

【功效】 補肺腎，潤腸燥，消食積。

【主治】 肥胖症、高脂血症、高血壓病、冠心病及食積、老年便秘等。

【出處】 民間驗方。

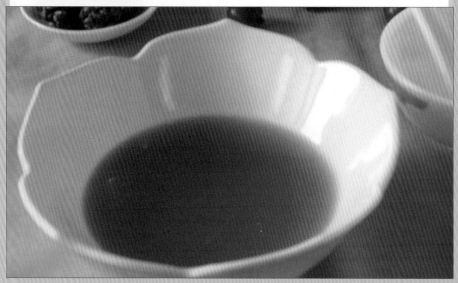

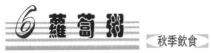

6 蘿蔔粥

秋季飲食

【配料】蘿蔔（大者一個，小者數個），大米 100 克。

【作法】將蘿蔔洗淨切小塊和洗淨的大米一起放入鍋內加水，煮成粥即可食用。

【功效】助運消導、止咳化痰、順氣利尿、清熱解毒。

【主治】肥胖症、腹脹、水腫。

【出處】《圖經本草》。

【按語】古醫籍曾載蘿蔔具有「大下氣、消穀，去痰癖，肥健人」的作用。民間流傳着「冬吃蘿蔔夏吃薑，不勞醫生開藥方」和「蘿蔔上三街，藥物不用買」的諺語。這些都説明蘿蔔的防病治病作用，是價廉物美的好食品。

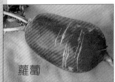

蘿蔔

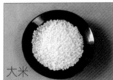

大米

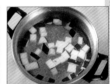

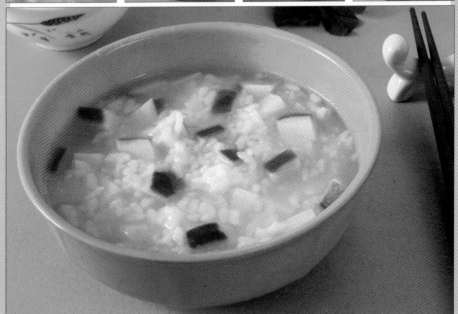

7 麻油拌蘿蔔絲

【配料】 白蘿蔔 250 克，大蒜兩瓣，麻油適量。

【作法】 將大蒜拍鬆切碎；蘿蔔洗淨去皮，切成細絲。待鍋中水煮沸，調入適量鹽，放進蘿蔔絲，燙 2～3 分鐘後取出放入盤中，加入蒜末、醬油、食醋、麻油，拌勻即可服食。

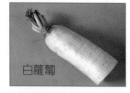

白蘿蔔

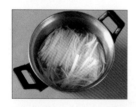

【用法】 佐餐食用。

【功效】 解膩輕身，破氣化瘀。

【主治】 肥胖症、高血壓病。

【出處】 《家庭藥膳全書》。

【按語】 現代研究發現，白蘿蔔所含膽鹼物質，能降血脂、降血壓，並有利於減肥。大蒜對脂肪酸和膽固醇的酶起阻止作用，從而減少了脂肪酸和膽固醇的合成，所以有些學者認爲大蒜也可治療肥胖症。

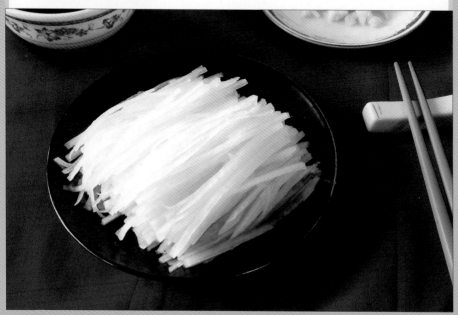

8 山楂茶

【配料】山楂 10 克，茶葉 5 克。

【作法】將山楂洗淨，搗爲粗末，入鍋
中，加適量水，煎煮至沸，再
煮片刻，然後將煎液倒入盛有
茶葉的壺中，浸泡數分鐘，即
可飲用。

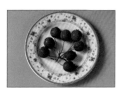

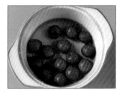

【用法】每天 1 劑，代茶常飲。

【功效】消食化積，輕身散瘀。

【主治】消化不良、食積、肥胖症、高
血壓病、高脂血症。

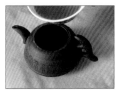

【出處】《家庭藥膳全書》。

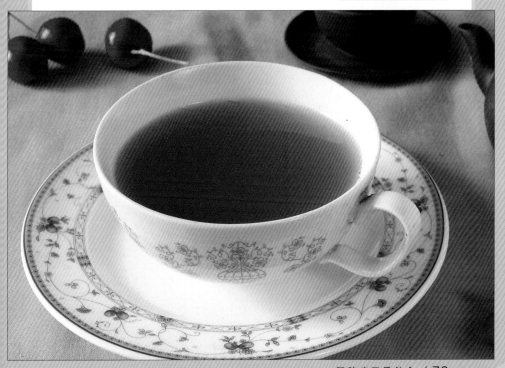

⑨ 茯苓豆腐

【配料】茯苓粉 30 克，松仁 40 克，豆腐 500 克，胡蘿蔔、菜豌豆、玉米、蛋清、鹽、酒、原湯、澱粉適量。

【作法】①豆腐用布包好，壓上重物，瀝乾水分；②乾香菇用水發透； ③胡蘿蔔切成菱形薄片； ④菜豌豆去筋，入鹽開水中燙一下撈起，斜切成三節，從中間分開，做成蝶形；⑤取蛋清入容器內，用起泡器攪成泡沫；⑥豆腐和茯苓粉攪勻，用鹽酒調味，加攪好的蛋清混合均勻，入抹有油的大碗內整平，上面放香菇、胡蘿蔔片、菜豌豆、松仁和玉米粒，入蒸籠用武火蒸8分鐘；⑦原湯入鍋內，用鹽、酒、胡椒調味，再用少量澱粉勾芡，淋在豆腐上面即成。

【用法】佐餐食用。

【功效】防肥胖，降血糖。

【主治】肥胖症、糖尿病。

【出處】《家庭中醫食療法》。

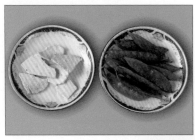

茯苓、菜豌豆

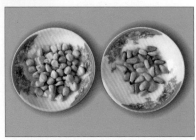

玉米、松仁

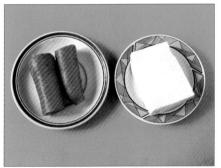

胡蘿蔔、豆腐

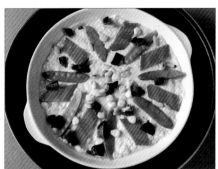

按照製作方法
做茯苓豆腐，上鍋
蒸8分鐘。

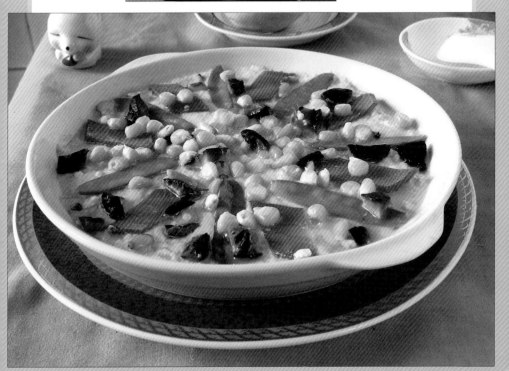

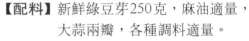

10 麻油拌豆芽

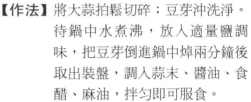

【秋季飲食】

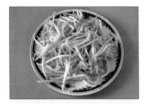

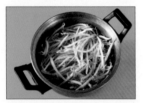

【配料】新鮮綠豆芽250克，麻油適量，
　　　　大蒜兩瓣，各種調料適量。
【作法】將大蒜拍鬆切碎；豆芽沖洗淨。
　　　　待鍋中水煮沸，放入適量鹽調
　　　　味，把豆芽倒進鍋中焯兩分鐘後
　　　　取出裝盤，調入蒜末、醬油、食
　　　　醋、麻油，拌勻即可服食。
【用法】佐餐食用。
【功效】利尿解膩，降脂減肥。
【主治】肥胖症、高脂血症。
【出處】《家庭藥膳全書》。

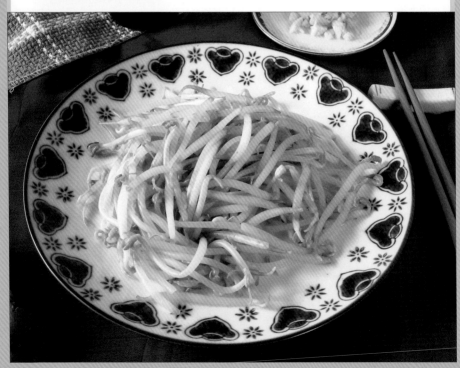

11 綠豆海帶粥

【配料】粳米150克，海帶50克，綠
豆150克，白糖適量。

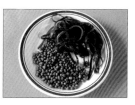

【作法】將海帶浸泡，洗淨。分別將
綠豆、粳米洗淨，放入沸水
鍋，約30分鐘即煮透(煮時
需多次用勺攪動鍋底，以防
粘鍋)。用糖調味即成。

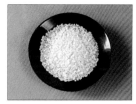

【用法】當主食食用。

【功效】降脂、減肥。

【主治】肥胖症、脂肪肝、高血
脂、高血壓等。

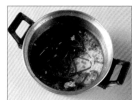

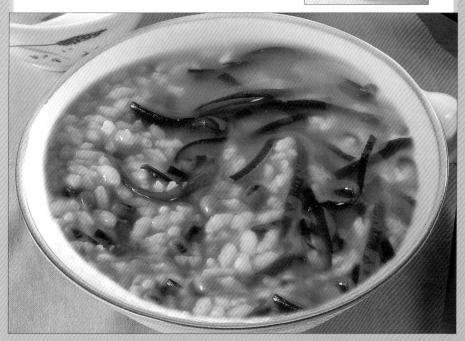

12 紅燜蘿蔔海帶

【配料】海帶、胡蘿蔔適量,丁香、大茴香、桂皮、花椒、
　　　　核桃仁、素油、醬油各適量。

【作法】將海帶用水泡一天一夜(中間換兩次水),然後洗
　　　　淨切成絲,胡蘿蔔亦切成粗絲。將素油燒熟,加海
　　　　帶絲炒幾下,放入丁香、大茴香、桂皮、花椒、核
　　　　桃仁、醬油及清水燒開,改中大火燒至海帶將爛,
　　　　再放入蘿蔔絲燜熟即可食用。

【功效】利水,消氣,減肥。

【用法】佐餐食用。

【主治】肥胖症、高脂血症、脂肪肝。

【出處】民間驗方。

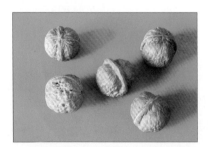

核　桃

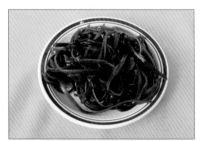

海　帶

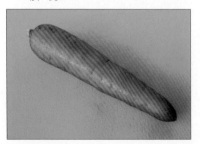

胡蘿蔔

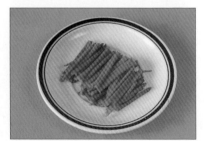

切胡蘿蔔絲

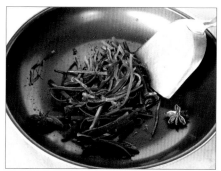

將素油燒熱，放入海帶
絲炒。

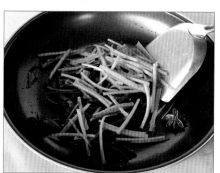

按製作方法加
其他配料炒。

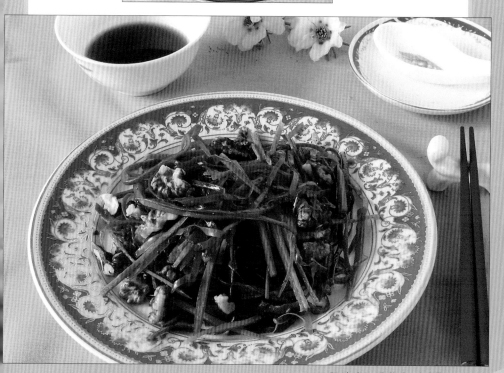

13 兔肉紫菜豆腐湯

【配料】兔肉60克，紫菜30克，豆腐50克，黃油適量，細鹽適量，澱粉適量，蔥花適量。

【作法】將紫菜洗淨，撕成小片。兔肉洗淨切成薄片，加鹽、黃酒、澱粉共拌勻，豆腐切小塊。鍋中倒入清水一大碗，加入豆腐、鹽，中火燒開後倒入兔肉片，煮5分鐘，放入蔥花，立即起鍋，倒入紫菜攪勻即成。

【用法】佐餐食用。

【功效】清熱利水，化痰軟堅。

【主治】肥胖症、高脂血症。

【出處】《家庭食物巧治病》。

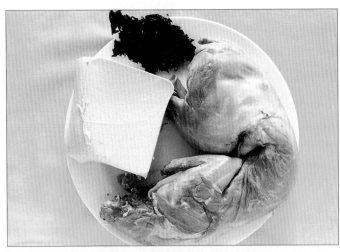

兔肉、紫菜、豆腐

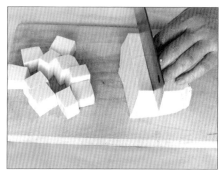

將豆腐切成小塊。

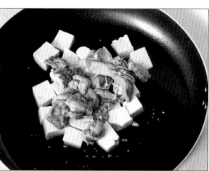

按製作方法做
兔肉紫菜豆腐湯。

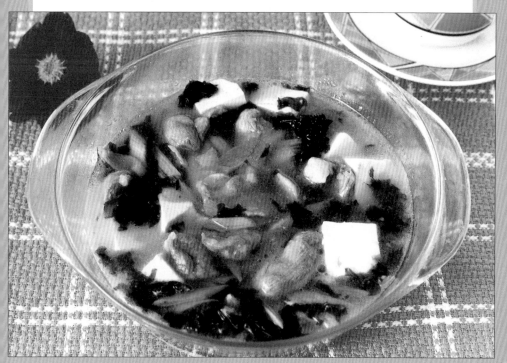

1 首烏肝片

【配料】豬肝250克，何首烏10克，水發木耳75克，青菜
　　　　50克，醬油25克，料酒10克，味精1克，水澱粉
　　　　15克，薑2克，清湯適量。

【作法】將首烏切片，按水煮提法，提取何首烏濃縮液10毫
　　　　升；把豬肝切成柳葉片，葱切絲，蒜切片，水發木耳
　　　　摘乾淨，青菜洗淨切成片，用開水焯一下；用木耳、
　　　　青菜、葱絲、蒜片、醬油、料酒、味精、鹽、醋、
　　　　薑、水澱粉、何首烏提取汁和適量的湯，對成芡汁；
　　　　在鍋內放入植物油，旺火上燒至七八成熟，先把豬肝
　　　　在油中滑一下，鍋留底油，旺火把豬肝倒回炒鍋，隨
　　　　即把芡汁烹入，攪拌均勻，淋入少許明油即可食用。

【功效】補肝腎、益精血、烏髮明目，減肥。

【用法】佐餐食用。

【主治】肥胖症兼因肝腎陰虛、精血不足引起的頭暈眼花、
　　　　視力減退、鬚髮早白、腰腿酸軟者。

【出處】民間驗方。

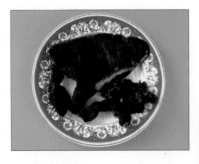

猪肝、何首烏、木耳

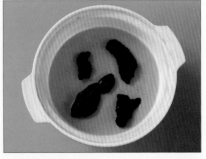

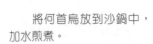

將何首烏放到沙鍋中，
加水煎煮。

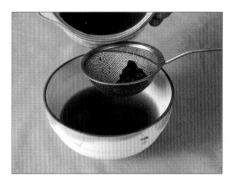

過濾取汁。

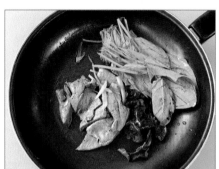

炒豬肝。

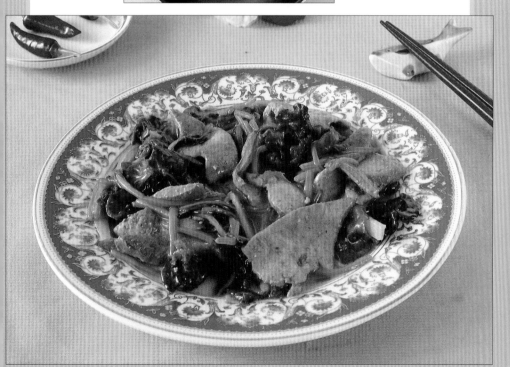

2 山楂粥

【配料】山楂 30～40 克，粳米 100 克，白糖適量。

【作法】 山楂先在鍋內煮熟取濃汁。然後將淘洗乾淨的粳米加入，再對入適量水，按熬小米粥法製粥。服用時可酌加白糖。

【功效】 健脾胃，消食積，散瘀血。

【用法】每日2次，早晚各1次。

【主治】 肥胖症、高脂血症、高血壓病、冠心病、食積停滯、肉積不消、婦女產後瘀血痛，惡露不盡，痛經。

【出處】民間驗方。

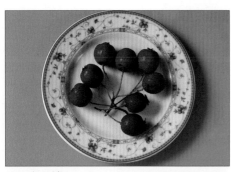

山 楂

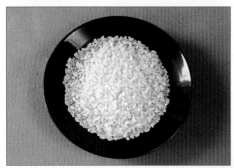

粳 米

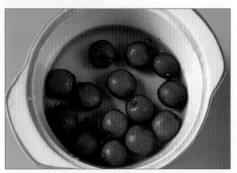

煎煮山楂。

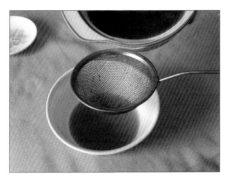

過濾取湯，備用。

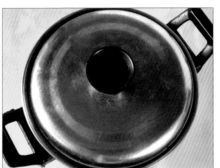

用山楂湯加適
量水，煮粥。

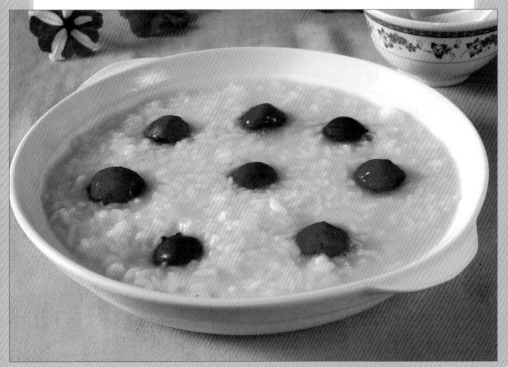

3 怪味海帶

【配料】海帶、小紅豆、蘿蔔、山楂各適量。

【作法】將海帶泡洗，切絲晾乾，將小紅豆、蘿蔔、山楂加水煮半小時，撈去豆、蘿蔔、山楂，放入海帶燜至汁盡，海帶酥爛，起鍋晾乾，加適量調料食用。

【功效】利水，消腫，減肥。

【用法】佐餐食用。

【主治】肥胖症、高脂血症、脂肪肝。

【出處】民間驗方。

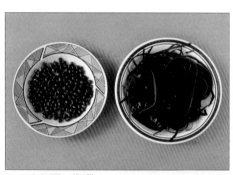

小紅豆、海帶

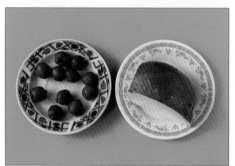

蘿蔔、山楂

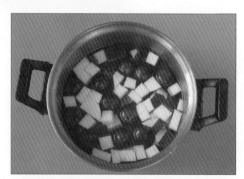

煮小紅豆、山楂、蘿蔔塊。

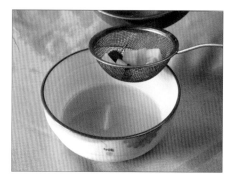

過濾，濾汁備用。

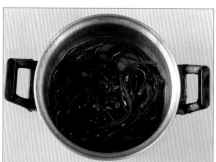

海帶絲放在湯中
煮。

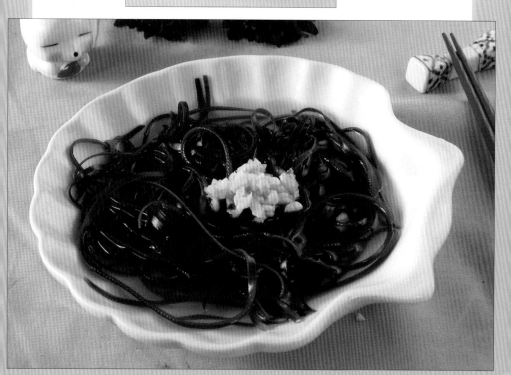

4 參芪雞絲冬瓜湯

【配料】雞脯 200 克，黨參、黃芪各 3 克，冬瓜 200 克，清
水 500 克，食鹽、味精各適量。

【作法】先將雞脯肉切成絲，連同黨參、黃芪一起放入沙鍋
內加清水，用小火燉至八成熟，再加入切好的冬瓜
片，略煮後加少許食鹽，適量黃酒。待冬瓜熟透後
再加味精即成。

【功效】健脾補氣，輕身減肥。

【用法】佐餐食用。

【主治】疲乏無力之肥胖症。

【出處】民間驗方。

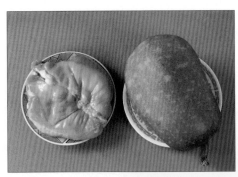

雞脯肉、冬瓜

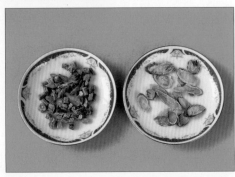

黨參、黃芪

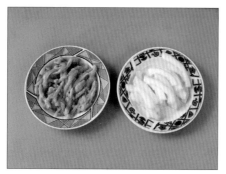

雞肉切成絲、冬瓜切成片。

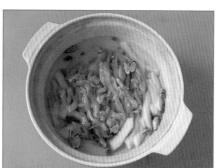

將雞絲、黨參、黃芪放入沙鍋中，加適量水文火炖至八成熟，再加入切好的冬瓜片，待冬瓜熟透加調料，出鍋。

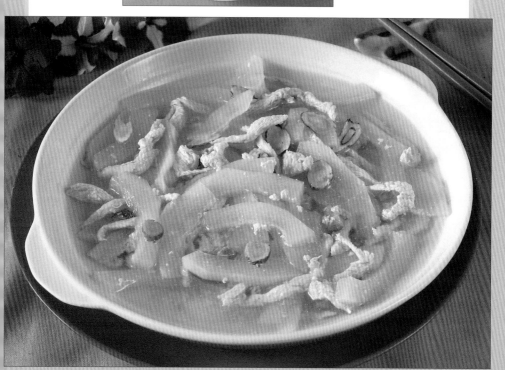

5 仙人粥

【配料】 何首烏30克，粳米100克，大棗5個，紅糖適量。

【作法】 將何首烏切片，提取何首烏濃縮汁。粳米、大棗洗淨一起煮粥，粥將成時加入何首烏濃縮汁，稍煮片刻即可。

【功效】 補氣血，益肝腎。

【用法】 每天早晚各服1次，可酌加紅糖。連服7～10天後，間隔3～5天再服。

【主治】 肥胖症、高脂血症、高血壓病、冠心病及因肝腎虧損而引起的頭暈耳鳴、腰膝酸軟、大便乾結、神經衰弱等。

【出處】 民間驗方。

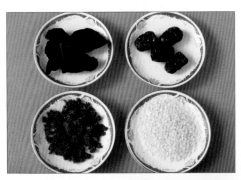

何首烏、大棗、
紅糖、粳米

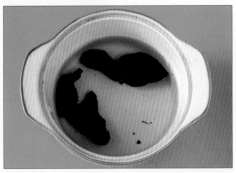

煎煮何首烏。

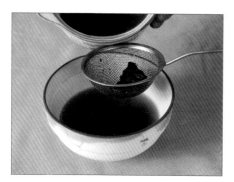

過濾取汁。

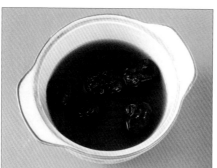

煮粥,並對入
首烏湯。

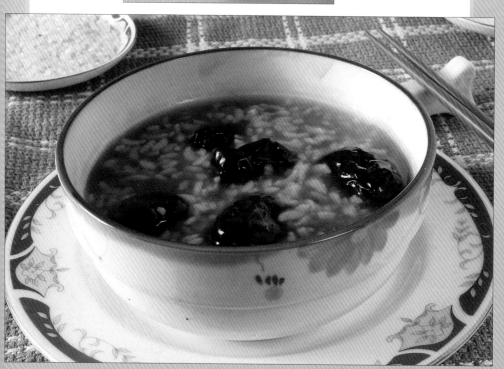

6 海帶茶

冬季飲食

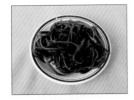

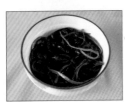

【配料】海帶、白糖各適量。

【作法】將海帶洗淨，切成絲，浸泡於
200 毫升的冷開水中。過數小
時，即可加入白糖飲用，也可不
用白糖，放入一顆話梅調味。

【用法】最好爲每晚浸泡，清晨飲服。

【功效】軟堅散結，化痰輕身，防癌抗癌。

【主治】肥胖症、甲狀腺腫大、高血壓病。

【出處】《家庭藥膳全書》。

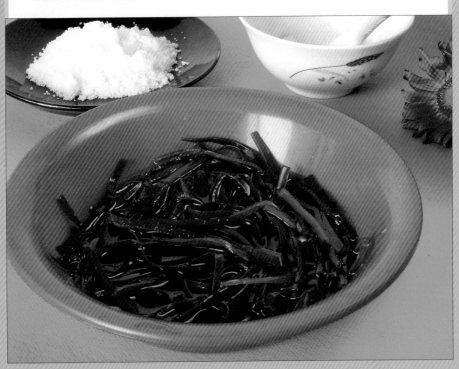

7 山楂黃芪湯

冬季飲食

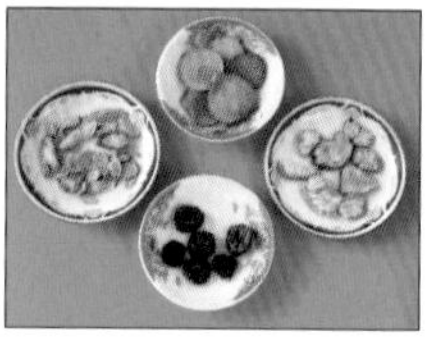
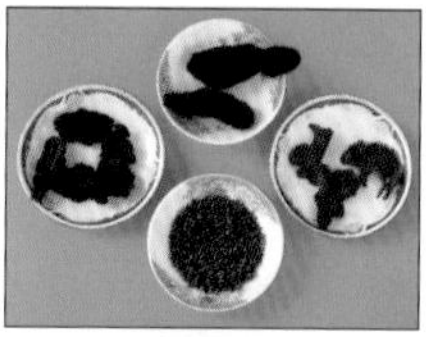
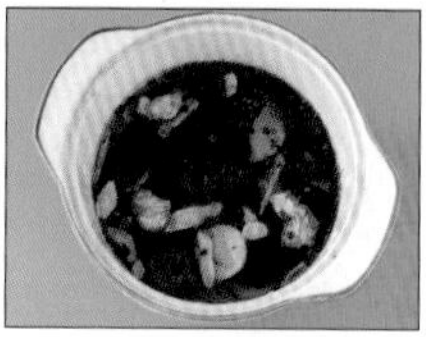
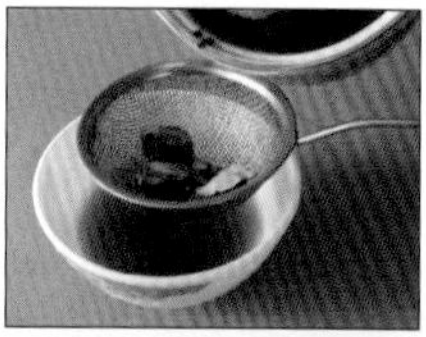

【配料】 山楂、黃芪、萊菔子、肉蓯蓉各30克，何首烏、澤瀉各20克，白朮、防己各15克。

【作法】 將以上各藥放入沙鍋中，加水煎煮30分鐘，過濾。

【用法】 於飯前喝藥湯一碗，然後吃飯。每日一劑，連用2個月以上，必須堅持服用。

【功效】 益氣補血，溫陽利水，消脂減肥。尤其宜於氣血不足，陽虛水濕內停的腫脹肥胖。

【主治】 高血脂、內分泌紊亂的肥胖症。堅持服用。

【出處】《家庭藥膳全書》。

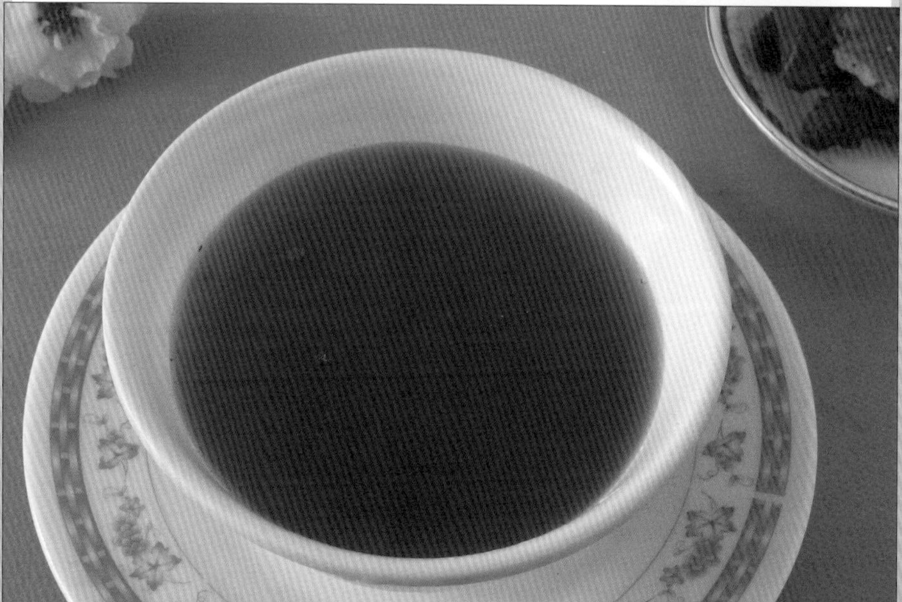

⑧ 荷葉鴨子

【配料】填鴨肉200克，薑少許，米粉9克，味精少許，糯米3克，胡椒麵少許，醬油3克，大料一瓣，料酒少許，荷葉（鮮）一張，蔥少許。

【作法】將剔淨的填鴨肉切成大致相等的肉塊。把大料剁碎，與糯米一同炒熟之後，再研成細麵，即成糯米粉。把醬油、料酒、味精、蔥末、薑末、胡椒麵等作料調成汁，將鴨肉浸泡在內，使調味材料浸到肉中，然後再把糯米粉、米粉等調入，用筷子拌勻。最後將荷葉洗淨，切成四塊，把浸好的鴨肉塊放在當中，用荷葉包好，放在盤子中，用旺火蒸熟，約蒸兩小時左右即可。

【功效】健脾除濕，消脂減肥。

【主治】肥胖症、高脂血症。

【出處】民間驗方。

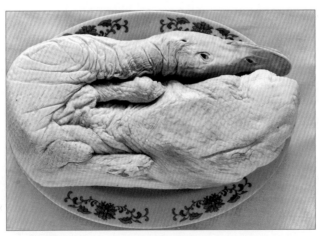

填鴨肉

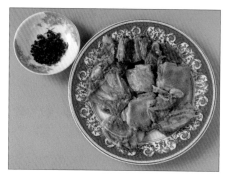

鴨肉切成塊。

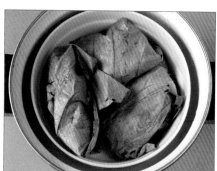

按作法過程，
把鴨肉用荷葉包
好，上鍋旺火蒸
熟。

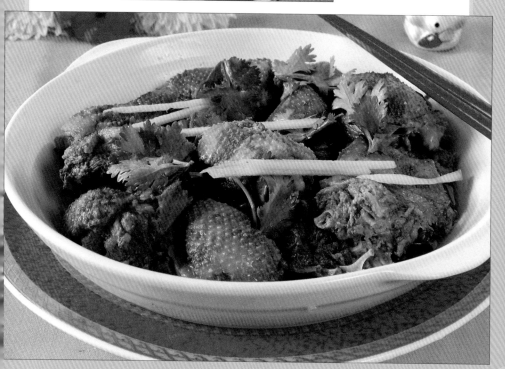

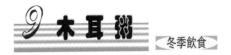

⑨ 木耳粥 〈冬季飲食〉

【配料】木耳 10 克，大米 100 克。

【作法】將木耳用水浸泡待發大後，切成碎末，和洗淨的大米一起入鍋，加水 2000 毫升，煮成粥即可食用。

【功效】滋腎益胃、和血養顏。

【主治】肥胖症、高血壓病、血管硬化。

【出處】《劉涓子鬼遺方》。

【按語】《神農本草經》記載：「木耳益氣不饑，輕身強心，煮粥食兼治腸紅」。且古代亦常以「木耳粥治痔」。現代醫學研究證明，木耳有抗凝血作用，可用於防治心、腦血管疾病，如高血壓、血管硬化等病。

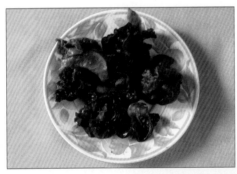

木 耳

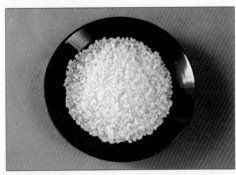

大 米

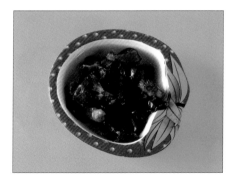

泡木耳並切碎。

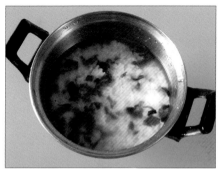

與大米一起煮粥。

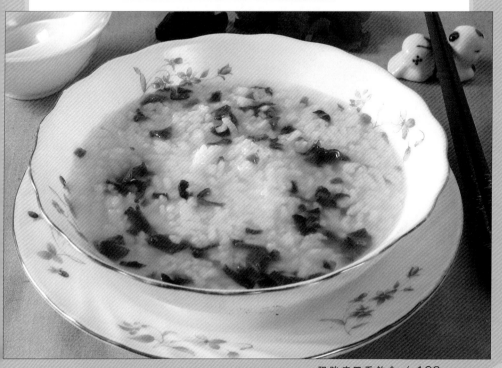

⑩ 珍珠三鮮

【配料】生鷄脯肉50克，鷄蛋清一個，豌豆粒25克，料酒6克，番茄50克，鹽少許，牛奶9克，鷄油6克，乾團粉3克，肉湯300克，味精少許。

【作法】①先將1克團粉用牛奶調成白汁，鷄蛋去黃留下蛋清，鷄肉剁成肉泥。然後把這三種原料混合在一起在碗裏調勻，成爲鷄肉細泥待用。②洗淨番茄，去皮去籽，把它切成小方丁。③在鍋裏放入肉湯，煮開之後，加進豌豆、番茄丁。等湯再開時，把鍋端下，離開火。這時，用一支筷子把鷄肉細泥從碗邊一點一點地撥進鍋裏，撥出的鷄泥疙瘩要同豌豆大小。再把鍋放到火上，燒開。最後把剩下的團粉用等量的清水調成汁，徐徐放進鍋中，再放入味精、食鹽、鷄油等調料，煮開即成。

【功效】消脂減肥。

【主治】肥胖症。

【出處】民間驗方。

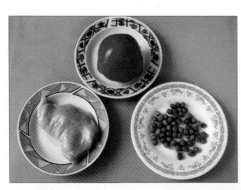

鷄脯肉、輔料

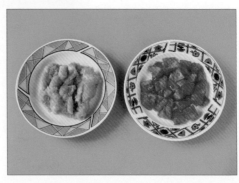

鷄肉茸、番茄丁

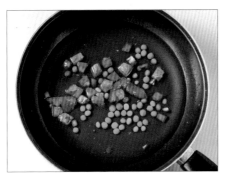

鍋中放豌豆、番茄丁。

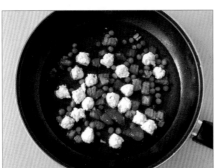

下雞泥疙瘩。

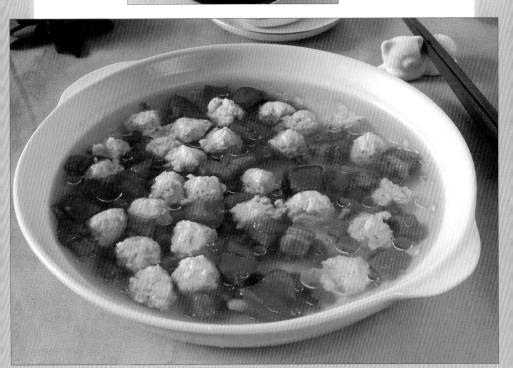

11 青鴨羹

【配料】青頭鴨1隻，蘋果1個，小紅豆250克，食鹽、葱各適量。

【作法】將青頭鴨宰殺洗淨，去內臟。再將小紅豆淘淨，與蘋果一起裝入鴨腹內，入鍋中，加水適量，文火炖至鴨熟爛時，加葱適量，鹽少許即成。

【功效】健脾開胃，利尿消腫。

【用法】每次空腹飲湯食肉，亦可佐餐。

【主治】肥胖症、高脂血症、脂肪肝。

【出處】民間驗方。

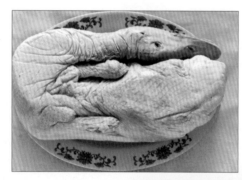

鴨子

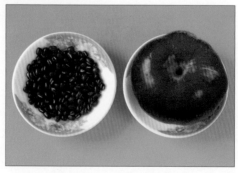

蘋果、小紅豆

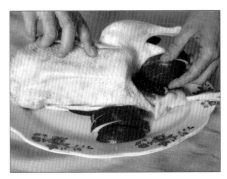

將小紅豆、蘋果放入鴨腹。

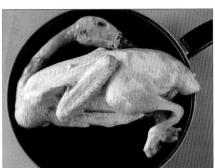

按製作方法炖鴨。

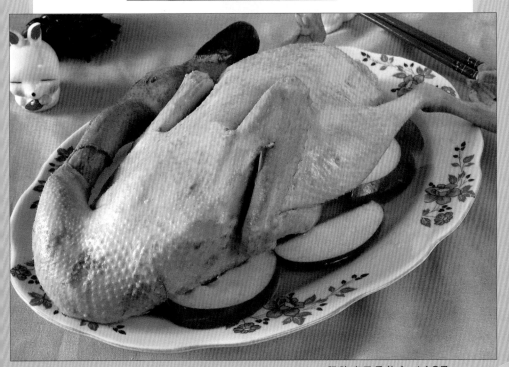

12 麻辣羊肉蔥頭

【配料】羊肉200克，洋蔥100克，薑絲10克，花生油、食油、味精、水澱粉各適量。

【作法】把羊肉、蔥頭分別切成細絲備用，炒勺內放花生油，燒熱後即放花椒、辣椒，炒焦後撈出，加入醋少許，再放入羊肉絲、蔥頭絲、薑絲煸炒，再加食油、味精、料酒等調料，翻炒幾下後待熟透出汁即可。

【功效】溫陽化濕，祛痰利水。

【用法】佐餐食用。

【主治】肥胖症兼陽虛痰濕較重者。

【出處】民間驗方。

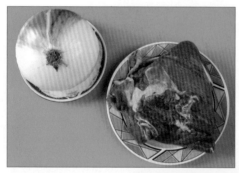

羊肉、洋蔥

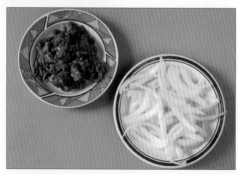

切細絲。

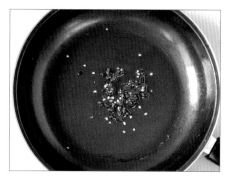

花椒、辣椒爆鍋。

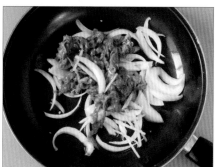

按製作方法炒
羊肉絲、蔥頭絲。

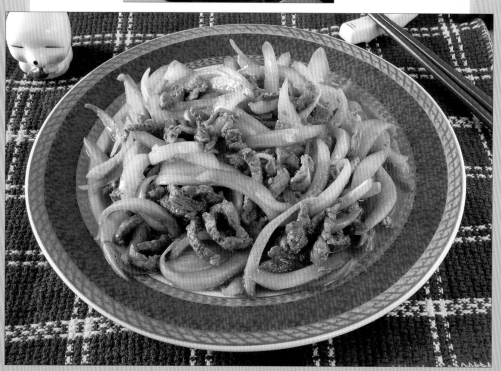

13 消脂冬瓜香菇菜

【配料】冬瓜 250 克，水發香菇 50 克。

【作法】將冬瓜去皮洗淨，切成小方塊；香菇去蒂，切成塊。鍋中加油燒熱，倒入冬瓜、香菇及泡香菇之水，燜燒數分鐘，加食鹽、味精各適量調味至熟即可。

【用法】佐餐食用。

【功效】補脾氣，利小便，抗腫瘤。

【主治】脾虛水腫、肥胖症、癌腫轉移。

【出處】《家庭藥膳全書》。

【按語】現代研究發現，冬瓜不同於其他瓜類蔬菜，其含鈉鹽較低，又不含脂肪，且所含維生素B_1還可促使體內的澱粉、糖轉化為熱能，而不含脂肪。因此，冬瓜可謂肥胖者的理想蔬菜。香菇為抗腫瘤之品，已為眾人所熟知，另外，冬瓜還能降血脂，對高血脂患者尤為適宜。因此長期食用冬瓜香菇菜，既能減肥消脂，又可提高人體免疫功能，治療多種疾病。

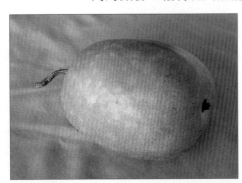

冬　瓜

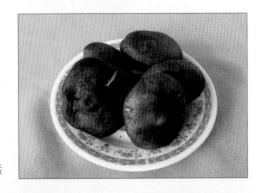

香　菇

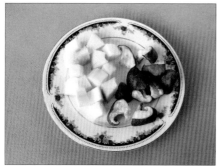

冬瓜塊、香菇塊

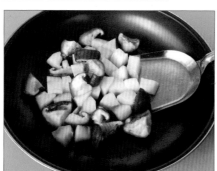

按製作方法燒
冬瓜、香菇。

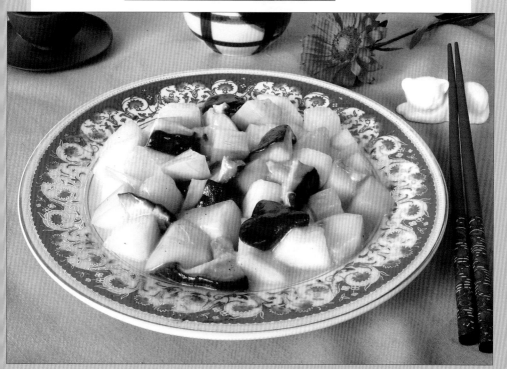

14 手抓羊肉

【配料】 羊肉(不帶骨)250克,青椒9克,葱9克,醬油9克,薑5克,精鹽少許,蒜4克,胡椒麵少許,大料1粒,辣椒麵少許,香菜9克,花椒兩三粒。

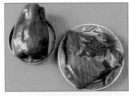

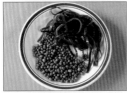

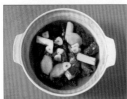

【作法】 ①把羊肉切成一寸五分寬的肉塊,葱、薑切成片(用一半)。②在炒勺中放入僅能漫過肉的水量,等水燒開後,倒入肉塊,撇去血沫,再等鍋開後,把肉塊倒入沙鍋內,加進鹽、葱、薑、蒜片、花椒、大料等燒在小火上,煨約2~3小時即爛。③在煮肉時,可將剩下的葱、蒜、薑等連同青椒、香菜末、胡椒麵、辣椒麵、醬油等調料配成,裝在小碗裏。等把肉煮爛後,撈出,蘸着配好的作料吃。

【功效】 溫陽化濕,散寒活血。

【主治】 陽虛型肥胖症。

【出處】 民間驗方。

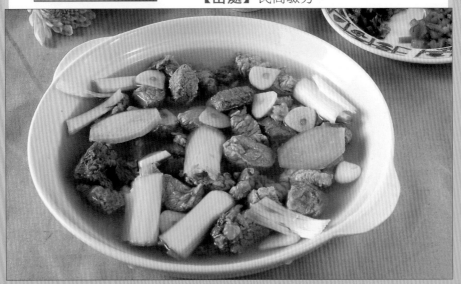

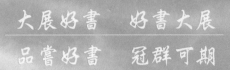

大展好書　好書大展
品嘗好書　冠群可期

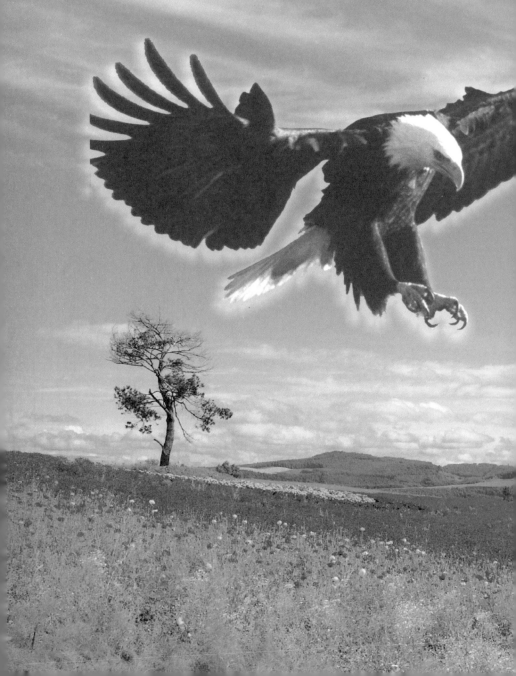